MARTINA WEICKEL
Yogatherapie

GOLDMANN
Lesen erleben

Buch

Nach der Lehre der Yogaphilosophie ist ein unruhiger Geist die Quelle von Krankheit. Dieser unruhige Geist wird mit Hilfe von Heilanwendungen des klassischen Yoga, beginnend bei Yoga- und Atemübungen, Methoden der inneren Reinigung, ayurvedischen Behandlungen über Impulse und Reflexionen bis hin zu Heilkräutern und Ernährungstipps, beruhigt. Der Impuls zu jeder Krankheit kann dazu inspirieren, die Krankheit als Wachstumsmöglichkeit zu sehen und sich in sein volles Potenzial zu entwickeln. Martina Weickel liefert mit diesem praxisnahen Yoga-Gesundheitsbuch einen ganzheitlichen Ansatz. Die hier vorgestellten fünfunddreißig Krankheits- und Beschwerdebilder werden jeweils mit einem Yogasutra des Patanjali in Beziehung gesetzt und damit ihre geistige Wurzel erklärt. Mit einem Vorwort von Dr. Jayadeva Yogendra, The Yoga Institute Mumbai, dessen Vater, Sri Yogendraji, einer der Pioniere der Yogatherapie ist.

Autorin

Martina Weickel leitete mehrere Jahre Workshops in Yogatherapie am Yogainstitute in Mumbai, Indien, bei Dr. Jayadeva Yogendra. Seit vielen Jahren bietet sie Aus- und Weiterbildungen im Yoga in Mannheim an. Als Coach begleitet sie Menschen bei der Erforschung tiefer Gedankenmuster, die Leid und Krankheit auslösen können. Einmal erforscht, können Sie durch Yogaphilosophie und Empathie aufgelöst und transformiert werden. Dadurch wird der Weg frei für Heilung und Gesundheit auch auf den tiefsten Ebenen.

Martina Weickel

Yogatherapie

Heilanwendungen für
Körper, Geist und Seele

GOLDMANN

Die in diesem Buch vorgestellten Informationen und Empfehlungen sind
nach bestem Wissen und Gewissen geprüft. Dennoch übernehmen die Autorin
und der Verlag keinerlei Haftung für Schäden irgendwelcher Art, die sich direkt
oder indirekt aus dem Gebrauch der hier beschriebenen Anwendungen
oder Übungen ergeben. Bitte nehmen Sie im Zweifelsfall beziehungsweise
bei ernsthaften Beschwerden immer professionelle Diagnose und Therapie
oder ärztliche Hilfe in Anspruch.

Hinweis zur Schreibweise der Sanskrit-Begriffe:
Die Sanskrit-Begriffe wurden der besseren Lesbarkeit halber nicht mit
diakritischen Zeichen versehen. Ein Verzeichnis der Begriffe in der korrekten
Schreibweise findet sich im Anhang dieses Buches.

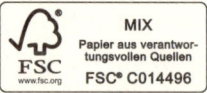

Verlagsgruppe Random House FSC® N001967
Das für dieses Buch verwendete FSC®-zertifizierte Papier
Lux Cream liefert Stora Enso, Finnland.

1. Auflage
Originalausgabe Dezember 2014
© 2014 Wilhelm Goldmann Verlag, München,
der Verlagsgruppe Random House GmbH
Copyright © bei Martina Weickel
Umschlaggestaltung: UNO Werbeagentur, München
Umschlagmotiv: FinePic®, München
Abbildungen: Martina Weickel
Lektorat: Daniela Weise, München
SSt · Herstellung: cb
Satz: EDV-Fotosatz Huber/Verlagsservice G. Pfeifer, Germering
Druck und Bindung: GGP Media GmbH, Pößneck
Printed in Germany
ISBN: 978-3-442-22095-3

www.goldmann-verlag.de

Für meine Eltern und Dr. Yayadeva Yogendra

Inhalt

Teil 2: Krankheitsbilder und ihre Behandlung

Teil 3: Anhang

Vorwort

von Dr. Jayadeva Yogendra

Yoga ist keine Therapie im üblichen Sinn, noch ist es bloße Heilung durch Segnungen, Gebete oder Hypnose. Yoga, als ein Prozess der Schulung der gesamten Persönlichkeit, hilft dabei, den Geist zu beruhigen.

Ein unruhiger Geist ist die Quelle von Krankheit. Die Praxis von Yoga beeinflusst den Geist und unterstützt die Behandlung bestimmter Krankheiten. Die therapeutische Seite des Yoga ist jedoch nur eine Nebenwirkung seiner gesundheitlichen und präventiven Ausbildung mentaler, ethischer, moralischer, intellektueller und spiritueller Aspekte des Seins.

Den sich ständig verändernden Geist zu kontrollieren ist nicht so einfach, denn unser Geist ist bereits darauf programmiert, diverse Possen bis zum Tod durchzuführen. Als Konsequenz entwickeln wir charakteristische Schwächen oder Prädispositionen der Nervenzellen und des gesamten Nervensystems, und wir erben solche unreinen Bioenergien (*pranas*). Als Ergebnis fehlt die Kapazität zur Absorption, zur Ausscheidung, zum Erhalt, zur Wiederherstellung und zum Wachstum im ganzen Körper.

Yoga nimmt eine metawissenschaftliche Haltung zu Krankheit und ihrer anlagebedingten Beseitigung ein. Der Yogi ist nicht damit zufrieden, nur den grobstofflichen Körper allein zu verstehen, wenn er Krankheiten behandelt. Er ist stattdessen mehr mit subtileren Faktoren bei der Krankeitsentstehung befasst. Diese subtileren Formen stammen nach der Yogaphilosphie aus der Psyche.

Beim Behandeln von Krankheiten bleibt Yoga unspezifisch. Yoga fördert *sattva* (Ruhe) und führt zu mehr *prajna apardha* (Bewusstsein) im Gegensatz zu *aprajna apardha* (Irrtum des Intellekts). Mit der richtigen Einstellung und einem ausgeglichenen Geisteszustand ist es leichter, gesündere Routinen und richtige Gewohnheiten auszubilden. Das ist der Weg des Yoga, bei dem Überschüsse von *tamas* (Trägheit) und *rajas* (Unruhe) in unserer Persönlichkeit reduziert werden.

Vorwort der Autorin

Vor vielen Jahren wanderte ich durch Indien auf der Suche nach einem Lehrer, der ein hoch entwickelter Yogi sein sollte. Nach drei Jahren begegnete ich Dr. Jayadeva Yogendra und wusste, dass ich ihn gefunden hatte.

Nachdem ich meine Ausbildung am Yoga Institute in Mumbai beendet hatte, fragte mich Dr. Jayadeva, ob ich noch länger bleiben wolle und die Workshops über Yogatherapie leiten könne. Ich sagte begeistert zu und blieb über ein Jahr. Das lichtvolle Wissen, das ich in dieser Zeit sammeln durfte und dessen Wirksamkeit mir in meiner Arbeit immer tiefer bewusst wird, nun in dieses Buch hineinfließen zu lassen erfüllt mich mit Dankbarkeit und mit Hoffnung, dass möglichst viele diese uralte Wahrheit in einem Leben voller Gesundheit und innerer Erfüllung erfahren mögen.

Teil 1

Einleitung

Asanas – Yogahaltungen

Asanas haben körperliche, emotionale, geistige und spirituelle Wirkungen. Somit bieten sie ein Erfahrungsfeld auf vielen Ebenen.

Die Yogis in früheren Zeiten haben sich in der Natur umgeschaut und von ihr gelernt. Daher haben viele *asanas* Namen aus der Natur, wie z. B. die Kobra, die Heuschrecke, der Baum, der Berg, der Lotos etc.

In den *asanas* werden die Muskeln bewegt, es entstehen Flexibilität und Kraft, und die Lebensenergie kann durch den Körper fließen. Viele Emotionen und Erfahrungen sind in den Muskeln jahrelang gespeichert. Beim Üben der Yogahaltungen können diese Emotionen an die Oberfläche kommen und transformiert werden.

Asanas sind der äußere Teil einer angestrebten inneren Haltung. Die innere Haltung fördert das Bewusstsein. Somit sind die Yogahaltungen *ekagrata*, einpunktige Konzentration *(Yogasutra I.2)*, auf der körperlichen Ebene. Durch die Achtsamkeit bei den Übungen entsteht eine Feinfühligkeit gegenüber dem eigenen Selbst, die Verbindung mit dem inneren Wesenskern. Dies führt zum Einklang mit dem Kosmos.

Jedes *asana* hat therapeutische Wirkungen. Manche *asanas* sind besonders effektiv bei bestimmten Krankheitsbildern, andere wiederum sind nicht empfehlenswert bei bestimmten Krankheitsbildern. In diesem Buch werden jeweils zwei Haltungen pro Krankheit vorgestellt, die besonders geeignet sind, die Krankheit umzuwandeln. Dennoch genügt es nicht, nur diese beiden Haltungen zu üben. Um eine geeignete Abfolge einzuüben, empfiehlt es sich, bei einem dafür ausgebildeten Lehrer bzw. einer Lehrerin ein paar Stunden Yogatherapie zu nehmen.

Ansonsten kann man auch in einen Yogakurs gehen und die beiden vorgestellten Haltungen in die Übungsabfolge zu Hause mit integrieren.

Besonders angenehm ist die Entspannung und Leichtigkeit, die nach dem Üben meist eintritt, denn Anspannung ist Krankheit – Entspannung ist Gesundheit!

Bei den beiden *asanas* unter jedem Krankheitsbild steht manchmal auch ein *mudra*. *Mudra* bedeutet Siegel. Die *mudras*, die im Yoga eine Bedeutung haben, sind oft symbolische Handgesten, die Gefühle und innere psychische Zustände ausdrücken. Sie generieren Qualitäten wie Angstfreiheit, Klarheit, Frieden und Kraft. Damit unterstützen sie die Entwicklung zur Gesundheit.

Eine genauere Darstellung der in diesem Buch erwähnten *asanas* findet sich im Anhang (Seite 267).

Eine Yogahaltung soll stabil und angenehm sein.

Patanjali, *Yogasutra II.46*

Pranayamas – Atemübungen

Pranayamas dienen dazu, das *prana*, die Lebensenergie, frei fließen zu lassen. Die yogischen Atemübungen lassen den Atem lang,
gleichmäßig und tief werden. Dadurch entstehen Ruhe und Entspannung im Körper und im Geist.

Der Atem ist mit den Emotionen verbunden, die sehr viel Lebensenergie verbrauchen. Mit anderen Worten: Je mehr Emotionen, desto weniger Energie. Die Atemübungen beruhigen die Emotionen und setzen daher wertvolles *prana* frei. Wer mit dem *prana*
umzugehen weiß, erfreut sich guter Gesundheit, Konzentration
und Kreativität. Atemräume werden bewusst, der Atem wird beobachtet. Wichtig ist, dass hier weniger mehr ist.

Im Zusammenwirken mit den *asanas* entsteht therapeutische
Wirkung. Das Atemgeschehen wird verbessert, der Stoffwechsel
angeregt. Die Zellen regenerieren sich, das vegetative Nervensystem stabilisiert sich. Der Körper entschlackt durch die verbesserte
Sauerstoffzufuhr. Zusätzlich haben die Atemübungen den Vorteil,
dass sie bei schweren Krankheiten, nach Unfällen und bei Behinderungen meist noch geübt werden können, während das Üben
von *asanas* dann manchmal nicht möglich ist.

In jedem Kapitel werden ebenfalls immer nur zwei Übungen exemplarisch vorgestellt. Eine genauere Darstellung der in diesem Buch erwähnten *pranayamas* findet sich im Anhang (Seite 289).

> Die nächste Stufe ist pranayama, die Beherrschung der Bewegung von Einatmung und Ausatmung.
>
> Patanjali, *Yogasutra II.49*

Kriyas – Reinigungshandlungen

Bei den *kriyas* wird der Körper von Schlacken, Schleim und Toxinen befreit. Damit sammeln sich die Gifte nicht im Körper an – er bleibt gesund und jung, da er sich regenerieren kann.

Besonders wichtig sind die Zungenreinigung, *jivha shodhanam*, die Nasenspülung, *jalneti*, die Ohrenreinigung, *kurnarandhra dhauti*, die Gesichtsmassage, *kapalarandhra dhauti*, sowie die Fixierung der Augen, *trataka*. Eine genauere Darstellung der in diesem Buch erwähnten *kriyas* findet sich im Anhang (Seite 294).

> Die Reinigung der Zähne, des Mundes, der Zunge, der Ohren und der Nebenhöhlen, welche die erste Pflicht des Yogi ausmachen, sollten am Morgen skrupellos verrichtet werden.
>
> *Hathayogasamhita II.16ff.*

Impuls zur Veränderung

Krankheiten haben eine Wurzel, und die Wurzel der Krankheit ist auch ihre Heilung, sagt Dr. Jayadeva Yogendra. Wenn man also die Ursache herausgefunden hat, wie sich die Krankheit entwickelt hat, so kann man auch herausfinden, wie sie geheilt werden kann. Aufgabe des Impulses ist es, eine mögliche Richtung anzudeuten, wo die Wurzeln der Schwierigkeiten liegen könnten.

Der Impuls gibt eine mögliche Interpretation vor, die Wahrheit liegt jedoch im Bewusstsein der Person, in der sich die Krankheit entwickelt hat. Er dient demnach als Anregung und Aufruf, sich auf die Suche zu machen.

Die Veränderung, Umwandlung und Erlösung des Themas, welches sich im Körper manifestiert hat, ist ein wesentlicher Schritt zur Heilung.

Patanjalis *Yogasutra*

Unter jedem Impuls steht ein passendes *sutra*. Die einzelnen *sutras* – Aphorismen oder Perlen – aus dem *Yogasutra* des Patanjali, der damit vor ungefähr 2000 Jahren die Yogaphilosophie seiner Zeit zusammengefasst hat, können als Wegweiser bei psychosomatischen Krankheiten stehen. Denn viele Krankheiten haben ihre Ursache in der Art und Weise unseres Denkens. Wenn das Denken zur Ruhe kommt, geschieht Loslassen, Erlösung, und wir werden gesund an Körper, Geist und Seele. Jedes Krankheitsbild ist daher mit einem *sutra* verbunden, welches ein tiefes Verständnis der eigenen Situation ermöglichen kann.

Reflexion

Die Reflektierübungen erleichtern die praktische Umsetzung von Impuls und *sutra*. Sie dienen als Anregung, neue Denk- und Verhaltensmuster einzuüben, die die Transformation der Krankheit einleiten können. Manchmal führen die Reflexionen nach innen, ins Unterbewusste, wo eine Antwort auf vieles gefunden werden kann. Reflektierend wird die Wurzel der Krankheit aufgespürt.

Oft sind es *samskaras*, Eindrücke aus der Vergangenheit, die bestimmte Reaktionen im Körper auslösen. Wenn sich diese Eindrücke auflösen, entsteht eine große Erleichterung im Geist, und damit einhergehend verbessert sich der Gesundheitszustand, häufig verschwindet sogar die Krankheit.

Es geht darum herauszufinden, welche Gedanken sich hartnäckig wiederholen und damit schlechte Gewohnheiten (diese sind nach Patanjali gleichbedeutend mit Krankheit) verursachen, die die Gesundheit nicht fördern. Es kann sich auch um die Gewohnheit handeln, negativ über sich, andere und das Leben selbst zu denken. Weiß man, welche Gewohnheit nicht von Vorteil ist, kann man eine Entscheidung fällen, diese Gewohnheit aufzugeben. Im

Yoga nennt man dies *sankalpa*, die bewusste yogische Entscheidung.

Dr. Jayadeva pflegte zu sagen, dass, wenn man diese Entscheidung ganz bewusst und in der Tiefe getroffen hat, es nicht schwierig ist, die Gewohnheit aufzugeben. Just make your decision!

Gesunde Routine

Zur Routine gehören Verhaltensweisen, die sich günstig auf die einzelnen Krankheiten auswirken – zusätzlich zur täglichen Routine, *dinacarya*, die hier beschrieben wird und immer eingehalten werden sollte. Genaueres zu den einzelnen Reinigungshandlungen *(kriyas)* im Anhang ab Seite 294.

Einleitung des Tages

Wie sich ein Tag entwickelt, entscheidet sich zum großen Teil dadurch, wie wir ihn am frühen Morgen empfangen. Haben wir uns die Zeit genommen, uns mit all unseren Sinnen und Gedanken auf den Tag vorzubereiten, gehen wir gefestigt und gestärkt durch ihn und erhalten uns dabei eine lange Gesundheit. Am besten ist es, den Tag gleich mit einer positiven Handlung zu beginnen, z. B. sich innerlich zu bedanken, dass man noch lebt. Danach kann man eine positive Handlung an die nächste fügen, so entsteht ohne jede Schwierigkeit ein guter Tag, der es wert ist, gelebt zu werden.

Brahmamuhurta – die Stunde Gottes

In den frühen Morgenstunden, zwischen vier und fünf Uhr, ist die Welt noch rein, es hat meistens noch keine Diskussionen oder Streitereien gegeben, es herrscht eine Stille in der Atmosphäre, es liegt etwas Heiliges in der Luft.

Diese Zeit wird auch die Stunde Gottes genannt. Eine ganz besondere Zeit, die sehr geeignet ist für die innere Einkehr und Besinnung in Form von *asanas, mantras,* Gebeten, Meditation. Jeder Mensch möchte sich anders und auf seine individuelle Weise ausdrücken. Hier kann Stille erfahren werden, eine innere Stille, die uns durch den Tag trägt. Wer in dieser Zeit aufsteht, in der *vata*-Phase des Tages (*vata* ist die Energie der Bewegung), hat den Tag gewonnen, so steht es in den Veden.

Jivha shodhanam – Zungenreinigung

Bei dieser Reinigung wird mit einem metallenen Zungenreiniger die Oberfläche der Zunge vorsichtig von hinten nach vorn laufend sieben- bis vierzehnmal von ihrem Belag befreit. Dabei wird nicht nur die Zunge, sondern auch das Verdauungsfeuer, *agni*, stimuliert.

Gandusha – Ölziehen im Mund

Der Mundraum wird gereinigt und Ansammlungen von Schleim werden entfernt. Zudem wird der ganze Körper entgiftet.

Jalneti – Nasenspülung

Die Nasenspülung mit lauwarmem Salzwasser wirkt präventiv auf alle Krankheiten im Kopfbereich. Die Nase wird gereinigt und somit das Atemgeschehen begünstigt. Sie sorgt für Klarheit und ist die Pforte zum Geist. Über *jalneti* kommt *prana* in den Geist. Vor allen Dingen psychische Erkrankungen erfahren eine enorme Besserung durch *jalneti*. Sri Yogendraji betonte, dass sogar Wahnsinn durch *jalneti* geheilt werden könne. Aber natürlich ist die Nasenspülung auch gut bei Erkältungen, Heuschnupfen, Allergien und Atemerkrankungen aller Art.

Nasya – Nasenbehandlung

Bei einer täglichen Anwendung einiger Tropfen eines ayurvedisches Nasenöls im Anschluss an die Nasenspülung werden nicht nur die Nasennebenhöhlen von Schleimansammlungen befreit, sondern auch der ganze Kopfbereich wird mit der abwehrstärkenden, entzündungshemmenden und schleimlösenden Wirkung gestärkt.

Abhyanga – Selbstmassage

Mit einem Öl wird vor dem Duschen der ganze Körper in einer Selbstmassage in kreisenden Bewegungen eingeölt, wobei man an den Gelenken länger verweilt.

Baden

Nach der Selbstmassage folgt ein Bad oder eine Dusche. Danach ist es günstig, in einer leichten Baumwollkleidung noch etwas Zeit in der Wohnung zu verbringen, da man meist etwas schwitzt. So kann sich der Körper langsam daran gewöhnen, wieder nach draußen zu gehen. Das tägliche Bad ist eine Reinigung und verleiht den Yogaübungen oder Meditationen, wenn sie danach ausgeführt werden, eine heilige Komponente.

Spaziergang

Am Morgen einen kleinen Spaziergang zu machen gibt Energie für den ganzen Tag. Wer einen Garten hat, kann hinausgehen und Kontakt aufnehmen mit der Natur, die Vögel und Insekten begrüßen, das Gras spüren, einen Baum umarmen, im Himmel *akasa,* den Raum, erkennen, der auch in unserem Inneren existiert.

Der Garten oder die Natur atmen am Morgen ein, am Abend aus. Ein Abendspaziergang beruhigt und sorgt für einen guten Schlaf.

Essen

Das Frühstück kann zwischen 7 und 8 Uhr morgens eingenommen werden, das Mittagessen am besten zwischen 12 und 14 Uhr, da dann das Verdauungsfeuer am aktivsten ist und das Essen sehr gut verwertet werden kann. Das Mittagessen ist die Hauptmahlzeit des Tages. Das Abendessen sollte leicht sein und um 18 Uhr eingenommen werden, damit der Körper vor dem Schlafen noch genug Zeit hat zu verdauen.

Vor dem Schlafen

Die Zeit vor dem Zubettgehen ist eine wichtige Zeit der Vorbereitung, die über die Qualität des Schlafes entscheidet. Je weniger aufregende Aktivitäten stattfinden, umso günstiger ist es für die Nacht. Daher ist es gut, in Büchern zu lesen, die die Weiterentwicklung zum Inhalt haben und wertvolle Informationen zur Selbstreflexion geben.

Krimis und Horrorfilme sind nicht geeignet, den Tag abzuschließen, da diese Eindrücke in der Nacht über Träume verarbeitet werden müssen.

Die ideale Zeit, ins Bett zu gehen, ist zwischen 22 und 24 Uhr. Ein kleiner Schlaftrunk in Form von warmer Milch mit Kardamom oder Muskatnuss, Mandelmilch oder ein beruhigender Tee schließen den Tag ab.

Die Fußsohlen und der Kopf können mit *brahmi*-Öl eingerieben werden. Das sorgt dafür, dass *vata,* die Energie der Bewegung, den Körper verlässt.

Ein wenig Meditation oder entspannende *asanas* unterstützen friedliche Gedanken.

Der letzte Gedanke, der nachts gedacht wird, ist der erste Gedanke am nächsten Morgen.

Derjenige, der alles umfassend betrachtet, entwickelt eine Zuneigung zu dem, was ihm guttut.

Caraka samhita

Ernährung und Heilkräuter

Die Ernährung ist ein Eckpfeiler der Yogatherapie. Die Besonderheiten werden bei jedem einzelnen Krankheitsbild aufgezeigt. Heilkräuter helfen auf der feinstofflichen Ebene.

Immer beachtet werden sollten die folgenden Hinweise:

Karana – Art und Weise des Kochens

Die Küche, in der das Essen zubereitet wird, sollte sauber sein und alle Gegenstände, die verwendet werden, geordnet. Ein kleiner Altar, eine Kerze, ein Räucherstäbchen, Blumen etc. sorgen für eine unbeschwerte, glückliche Atmosphäre. So wird die Küche zu einem heilenden Ort, in dem Heilmittel (Kräuter und Essen) auf natürliche Weise zubereitet werden. Besonders heilsam ist es, Kochgeschirr aus Naturmaterialien zu verwenden, beispielsweise Ton. Ein Mörser sorgt dafür, dass die Kräuter und Gewürze mit der Hand vorbereitet werden und man sich dabei innerlich mit der Natur verbinden kann. Je mehr das Essen und das Kochen mit der Natur verbunden sind, umso mehr heilende Wirkung wird es entfalten.

Auch die Gedanken bei der Essenszubereitung sind essenziell, denn sie beeinflussen die Qualität der Nahrung. In Indien wird das Essen eines wütenden Kochs nicht mehr als essenswert betrachtet. Ein kleines Gebet vor und bei der Essenszubereitung segnet das Essen. Auch können während des Kochens *mantras* oder Lieder gesungen werden. Kochen in einem meditativen Zustand macht viel Freude und wird oft von den Menschen, die das Essen aufnehmen, sehr stark wahrgenommen.

Ein hohes Bewusstsein der kochenden Person zusammen mit einer qualitativ hochwertigen Nahrung ist der ideale Nährboden für die kommende Transformation: Essen wird umgewandelt zu wertvoller Lebensenergie!

Desha – Ursprungsort der Nahrung

Die Nahrung aus der Umgebung, in der der Mensch lebt, ist die Nahrung, die für ihn sehr geeignet ist. Die Natur weiß, welche Pflanzen dem Menschen in einer bestimmten Umgebung guttun. Je kürzer der Weg ist, den die Nahrung zurücklegen muss, umso günstiger ist es, da dann die wertvollen Substanzen erhalten bleiben. Wunderbar ist es, wenn man selbst etwas anbauen kann, es können auch Kräuter auf dem Fensterbrett sein. Je mehr *prana* in der Nahrung ist, umso mehr Lebensenergie durchfließt den Menschen.

Beim biologischen Anbau enthält die Nahrung mehr Mineralien und Spurenelemente und ist daher sehr zufriedenstellend. Es gelangen weniger Toxine in den Körper, sodass der Körper mehr Energie zur Verfügung hat, die er sonst in das Ausscheiden der Gifte investieren müsste.

Rashi – Quantität der Nahrungsmittel

In der *Bhagavadgita* wird empfohlen, den Magen nur zur Hälfte mit Essen zu füllen, ein Viertel mit Wasser und ein Viertel leer zu lassen. So entsteht Leichtigkeit während und nach dem Essen. Man verspürt nach dem Essen keinen Hunger und Durst, ist aber auch nicht übermäßig voll. Nach einem Essen, das den Magen nicht vollständig füllt und daher leicht verdaulich ist, ist man weniger müde. Das Gehen, Sprechen und Schlafen fallen leicht.

Kala – Zeitpunkt der Nahrungsaufnahme

Die Aufnahme der Nahrung steht in Zusammenhang mit der Tageszeit und der Jahreszeit. Mittags ist das Verdauungsfeuer, *agni*, am aktivsten. Es kann am meisten Nahrung verbrennen und in Energie umwandeln. Daher ist es empfehlenswert, um diese Zeit die größte Mahlzeit einzunehmen.

Im Sommer gleichen andere Nahrungsmittel die Temperatur aus als im Winter. Auch die Verteilung der *doshas* (Lebensenergien, siehe Seite 33), also die Konstitution, ist entscheidend bei der Nahrungsaufnahme, ebenso wie das Alter des Menschen. In der Kindheit werden andere Nahrungsmittel sinnvoll sein als beim Erwachsenen oder im Alter (z. B. kann Milch ab dem Alter von 30 Jahren nicht mehr so gut vom Körper verdaut werden und sollte daher mit etwas Wasser verdünnt werden).

Upayoga samstha – Regeln des Essens

Alle vier Stunden Nahrung aufzunehmen ermöglicht dem Körper, die Nahrung gut zu verdauen. Wer zwischendrin Hunger verspürt, kann etwas Obst essen oder ein Zitronenwasser mit Honig trinken.

Trinken während des Essens sowie vor und nach dem Essen behindert die Verdauung.

Die richtige Gesellschaft beim Essen ist sehr wichtig und noch wichtiger, was dabei gesprochen wird. Am günstigsten ist es, beim Essen nicht zu reden und nicht zu viel zu lachen. Wenn aber gesprochen wird, so erleichtern Worte mit einem positiven Inhalt und eine gewisse Konzentration die Aufnahme und Verarbeitung der Nahrung.

Der Ort, an dem gegessen wird, beeinflusst die Sinne und sollte sauber sein sowie angenehm inspirierend.

Wenn das warme Essen mit Öl zubereitet wird, so werden *pitta* und damit die Verdauungsenzyme angeregt. Das Essen wird dadurch nach unten umgeleitet, sodass Bewegung entsteht, *vata,* die zur Peristaltik des Darmes führt. Die Verwendung von etwas Öl im Essen sorgt für Leichtigkeit und ein Leuchten der Haut.

Upayokta – Zustand und Bewusstsein der essenden Person

Die Konstitution, die jemand hat, ist ausschlaggebend für die Nahrung, die für ihn besonders günstig ist. Auch der Geisteszustand entscheidet darüber, wie die Nahrung im Körper verarbeitet werden kann. Bei Wut ist es besser, sehr wenig zu essen, vielleicht etwas Suppe, oder nur etwas zu trinken, da der Körper durch das Adrenalin vergiftet ist. Es lohnt sich, wieder abzuwarten, bis man in einen besseren, ausgeglichenen Zustand kommt.

Je heiterer die eigene Gemütsverfassung, umso besser können die wertvollen Inhalte der Nahrung im Körper aufgenommen werden und zu einer lang anhaltenden Gesundheit führen.

Sattvische Ernährung

Im Yoga wird eine sattvische Ernährung empfohlen, da die Ernährung die Basis für den Zustand eines konzentrierten und klaren Geistes ist (zum Begriff *sattva* siehe Seite 35).

Zur sattvischen Ernährung gehören alle Früchte und alle Gemüsesorten, abgesehen von Zwiebeln und Knoblauch, alle Getreidearten wie z. B. Reis, Hirse, Buchweizen, Dinkel, Quinoa und Mais, Milchprodukte, insbesondere Joghurt und *ghee* (Butterschmalz), Trockenfrüchte und Nüsse sowie zum Süßen Honig, Agavendicksaft und Kokosblütensirup.

Die klassische sattvische Ernährung des Yoga ist vegetarisch und ohne Ei. Wichtig ist auch, dass die Nahrungsmittel aus der Region kommen und aus biologischem Anbau stammen, damit so wenig Schadstoffe wie möglich vom Körper aufgenommen werden.

Je mehr *sattva* dem Körper zugeführt wird, umso mehr kann sich der Geist beruhigen und in eine heitere Ausgeglichenheit kommen.

Ayurveda

Zu jeder Krankheit gibt es ein paar Heilkräuter und Behandlungen aus dem Ayurveda (ausführliche Beschreibungen dazu im Anhang ab Seite 304). Ayurveda ist die Schwesterwissenschaft von Yoga, und es ist sehr bereichernd, die beiden zu kombinieren. Im Folgenden werden zwei wichtige Konzepte des Ayurveda vorgestellt: *doshas,* Energien, sowie *gunas,* Qualitäten.

Doshas

Die drei *doshas* sind Energien im Körper, die aus jeweils zwei der fünf Elemente Wasser, Feuer, Luft, Äther und Erde zusammengesetzt sind. Jeder Mensch hat nach ayurvedischer Sicht eine bestimmte Zusammensetzung der drei Lebensenergien *(vata, pitta* und *kapha)* – und damit auch der fünf Elemente. Diese Zusammensetzung bestimmt seine Konstitution. Wenn der Körper nicht in Balance ist, können Krankheiten entstehen.

Wer die Zusammensetzung seiner *doshas* kennt, kann herausfinden, wie er sein Leben so gestalten kann, dass eine bestmögliche Balance der eigenen Lebensenergien erreicht werden kann. Dies wiederum kann zu einem langen und erfüllten Leben führen, dem Sinn von Ayurveda, denn das Wort bedeutet nichts anderes als »Wissenschaft vom langen Leben«.

Vata

Vata bedeutet Bewegung und besteht aus den Elementen Luft und Äther (Raum). Die Luft drückt sich durch die Kraft der Bewegung aus, welches die körperliche und geistige Natur von *vata* ist. Trockenheit ist auch eine Eigenschaft der Bewegung, und wenn diese zu viel wird, so führt das zu Unregelmäßigkeiten und Rastlosigkeit in Körper und Geist.

Pitta

Pitta bedeutet Umwandlung, Transformation und besteht aus den Elementen Feuer und Wasser. Das Feuer drückt sich hier in der umwandelnden Kraft aus, der körperlichen und geistigen Natur von *pitta*. Die Hitze des Feuers ist eine Eigenschaft, die Transformation hervorruft. Wenn aber zu viel Hitze produziert wird, entstehen Irritation und Ungeduld in Körper und Geist.

Kapha

Kapha bedeutet Stabilität und besteht aus den Elementen Wasser und Erde. Schwere ist eine Eigenschaft von Stabilität, der körperlichen und geistigen Natur von *kapha*. Wenn zu viel Schwere entsteht, führt dies zu Lethargie in Körper und Geist.

Gunas

Guna heißt wörtlich Schnur, Faden oder Tau. Damit sind Eigenschaften bzw. Qualitäten gemeint, die sich insbesondere im Geist befinden. Es gibt drei *gunas: sattva, rajas* und *tamas.* Sie bestehen im Geist und wechseln sich ständig ab. Dieser ständige Wechsel soll aufhören, sodass Ruhe in den Gedankenwellen eintritt. Erst jenseits des Wirkens der *gunas* wird man frei.

Sattva

Sattva ist der Zustand, den man in Yoga und Ayurveda erhöhen möchte. *Sat* bedeutet das Wesen, das Sein. *Sattva* bedeutet Reinheit, Balance, Intelligenz, Wachsamkeit, Mitgefühl, im Einklang sein, im Licht sein, im Frieden sein und in der Wahrheit leben. Es ist auch der Wunsch, sich selbst zu entwickeln und Anhaftungen loszulassen.

Um in so einen Zustand zu kommen, kann man Schritt für Schritt sein Leben auf der körperlichen, geistigen und spirituellen Ebene in Balance bringen. Alle Techniken und Methoden des Yoga zielen darauf ab, ein sattvisches Leben zu führen.

Rajas

Rajas bedeutet wörtlich rot oder Leidenschaft. *Rajas* ist Rastlosigkeit, Unzufriedenheit, Ärger, Frustration, Eifersucht, Neid, Leidenschaft, Enttäuschung, materielles Denken, Kämpfen und Siegen, Durchsetzungskraft, weltliche Gedanken, Führungsqualität, Neues entstehen lassen, an anderen Fehler entdecken.

Rajas kann wichtig werden, wenn jemand sehr resigniert und deprimiert ist. Dann kann über Wut und Leidenschaft, die *rajas* auslöst, eine Bewegung entstehen, die sich später in den Frieden und die Ausgeglichenheit von *sattva* hineinentwickeln kann.

Tamas

Tamas bedeutet wörtlich dunkel, dumpf oder schwarz. Es ist Dunkelheit, Lethargie, Dumpfheit, Depression, Stagnation, Angst, Resignation, Müdigkeit, Unbewusstheit, Trägheit, andere werden beschuldigt, es wird nicht angestrebt, die Verantwortung für sich zu übernehmen, man verbleibt in Abhängigkeiten und Süchten.

Tamas ist der im Yoga am wenigsten erwünschte Zustand. Im Yoga versucht man, durch die Kraft und Leidenschaft von *rajas* das angesammelte *tamas* in *sattva* umzuwandeln und damit den Drang zu stagnieren, zu überwinden.

Svastha – Gesundheit, die im Selbst begründet ist

Svastha bedeutet, im eigenen Selbst zu verweilen. Dieser Begriff von Gesundheit geht sehr in die Tiefe. Die Kraft und Fähigkeit zur Heilung liegt im eigenen Inneren. Keine Medizin von außen, nicht einmal Kräuter und Pflanzen, hat eine ähnlich starke Wirkung wie das Heilungspotenzial, das in jedem Menschen angelegt ist.

Gesundheit hängt mit der Beziehung zu den Elementen der Natur, der Sonne, dem Mond, der Erde, dem Himmel, dem Wasser, den Bäumen, den Tieren und den Kindern zusammen.

Eingebunden in die natürlichen Rhythmen von Tag und Nacht und von den Jahreszeiten, entfaltet sich ein Leben im Einklang mit der Schöpfung. Bewusstsein und Achtsamkeit in jeder kleinen Handlung fördern die Intuition und lassen den Menschen erkennen, was er braucht, um sich auf allen Ebenen gesund zu fühlen. Das Wissen um die eigene Heilung ist im Inneren des Wesens angelegt, es ist ein inneres Licht, das den Weg weist.

Heilung ist das Resultat eines Lebens in Harmonie mit der Natur. Hohe Lebensenergie, *prana,* zeigt sich in strahlender Gesundheit, geistiger Klarheit, Kreativität und erfüllenden Beziehungen.

Alles fließt aus dem Selbst heraus, und jeder Gedanke und jede Handlung dienen dazu, den inneren Lebensauftrag mit Freude zu erfüllen. Gute Gesundheit ist ein natürlicher Zustand des Seins in Verbindung mit dem wahren Selbst. Wer verbunden ist mit seinem wahren Selbst, für den wird jede Trennung zur Illusion. Er ist nicht nur verbunden mit sich, sondern auch mit der Natur, mit allen Wesen und ist somit heil.

> Die Stärke und der Glanz des Menschen, der die angemessene Ernährung und das Verhalten in jeder Jahreszeit kennt und sich demgemäß verhält, ist groß.
>
> *Caraka samhita*

Die Entstehung
von Krankheiten aus der Sicht
der Yogatherapie

In Patanjalis *Yogasutra* wird im *sutra I.30* dargestellt, welche Hindernisse es auf dem Yogaweg gibt. Zu diesen Hindernissen gehört auch Krankheit. Wer krank ist, kann seinen Verantwortungen nicht nachkommen, kann keine *asanas* machen, kann manchmal auch nicht richtig essen usw. Im Folgenden wird dieses Hindernis dargestellt, um die Wichtigkeit der Transformation von Krankheiten im Yoga klarzumachen.

Vyadhi, Krankheit, bedeutet eigentlich ein Ungleichgewicht in der Konstitution des menschlichen Körpers und auch ein Ungleichgewicht in der Ernährung, die dem Körper zugeführt wird. Daraus resultiert eine Schwäche des Körpers, die bereits als Krankheit betrachtet wird.

Die Zerstreuungen des Geistes sind dafür verantwortlich, dass der Körper geschwächt wird und anfällig ist für Krankheiten. Die Ursache für die Krankheit liegt also oftmals im Geist, in der Welt der Gedanken. Um die Krankheit zu heilen, wird die Qualität der Gedanken angehoben. Aus zerstreuten Gedanken werden konzentrierte Gedanken. Aus dumpfen Gedanken werden klare Gedanken. Die Perspektive ändert sich.

Man hört klare Instruktionen, denkt darüber nach und integriert sie. Man versucht, Zeit mit ruhigen, ausgeglichenen Personen zu verbringen: Der Geist wird ruhig wie ein windstiller See.

Die Behandlung aus der Sicht der Yogatherapie

Obwohl der primäre Anspruch von Yoga nicht das Heilen von Krankheiten ist, so haben doch Yogis zu allen Zeiten versucht, das Leiden der Menschen zu erleichtern. So war es auch mit dem Lehrer von Sri Yogendraji, Paramahansa Madhavadasaji, der gewöhnlich Patienten in seinem *ashram* in Malsar heilte. Während Sri Yogendraji, der Vater von Jayadeva Yogendra, bei seinem Meister im *ashram* war, von 1916 bis 1918, war er auch in die therapeutische Arbeit involviert. Das Lernen bestand darin, das Beispiel des Lehrers zu beobachten, es zu verstehen und das, was er gelernt hatte, seinen eigenen Fähigkeiten gemäß anzuwenden. Von dieser Zeit gibt es zahlreiche Geschichten, die seine intuitiven Fähigkeiten und seine empathische, selbstlose Verhaltensweise zeigen. Hier legte er das Fundament für das, was er später entwickelte und als »rationale Yogatherapie« systematisierte.

Die meisten Menschen kommen erst zum Yoga, wenn sie ein gesundheitliches Problem haben, für das es keine befriedigenden Resultate durch die medizinische Behandlung gibt. Dies trifft auf chronische Krankheiten zu, die oft aufgehalten, aber nicht geheilt werden können, sowie auf psychosomatische, die mit den gewöhnlichen medizinischen Methoden schwer zu behandeln sind, eben weil psychische Faktoren eine Rolle spielen. Was kann die Yogatherapie diesen Patienten anbieten?

Der theoretische und praktische Ansatz zu Krankheiten oder zur Person, die an einer Krankheit leidet, unterscheidet sich bei der Yogatherapie sehr von dem der medizinischen Wissenschaft. Die Medizin versucht, den pathogenen Faktor – einen Mikroorganismus, eine giftige Substanz, ein metabolisches Problem – zu isolieren und zu eliminieren. Natürlich hat dieses System seinen Wert, aber es versagt und ist letztlich unbefriedigend, wenn die Ursache unbekannt bleibt.

Yoga jedoch, obwohl hier auch die wissenschaftliche Erklärung von Krankheiten Beachtung findet, betrachtet die Krankheit von einem anderen Gesichtspunkt aus: der Persönlichkeit des Patienten. Wenn er krank ist, so muss es einen tieferen Grund dafür geben – eine Krankheit kommt nicht zufällig. Es gibt ein Ungleichgewicht, eine Störung im gesamten Körper-Geist-System, die diese Krankheit kreiert. Die Symptome, die pathogenen Faktoren, der Name der Krankheit sind nicht die Hauptsache – die Ursachen liegen woanders.

Im Yoga wird die Meinung vertreten, dass es vom Individuum abhängt, ob er oder sie krank oder gesund ist. Derselbe Umstand, der die Krankheit verursacht hat, kann sie auch heilen. Was als natürliche Heilkraft bezeichnet wird, ist nichts anderes als das. Es ist nichts Mystisches von außen, sondern eine innere Fähigkeit. Alles, was es dazu braucht, ist, diese Fähigkeit nicht zu behindern. Yogatherapie versucht, durch verschiedene Methoden dieses innere

Gleichgewicht wieder herzustellen, vom Grobstofflichen bis hin zum Feinstofflichen.

a. Auf der physischen Ebene

Hier geschieht es durch

- asanas,
- kriyas,
- pranayamas,
- Ernährung,
- natürliche Heilmethoden (Wasser, Luft, Sonne und einfache Prozesse wie Massage, Dampfbad etc.).

b. Auf der mentalen Ebene

Die zweite Ebene der Therapie ist die Arbeit mit dem Geist. Mentale Störungen wie Ängste, Verwirrung, Instabilität sind die Faktoren, die am öftesten eine Krankheit verursachen. Deshalb gibt es verschiedene Techniken, die helfen, einen positiven Gemütszustand zu entwickeln:

- Entspannung,
- Konditionierung (Meditation),
- Bhavanas. Dabei wirkt eine innere Haltung von tiefer Reflexion so auf den Geist, dass er sich auf etwas Bestimmtes ausrichten kann. Kontemplation.

Der gesamte achtfache Pfad des klassischen Yoga dient dazu, das Körper-Geist-System zu reinigen. Dies sind einige der Techniken, die genutzt werden können. Der technische Aspekt ist jedoch von geringer Wichtigkeit im Vergleich zum primären Ziel: einen Zustand herzustellen, in dem der Patient ermutigt wird, einen freien Zugang zu seinen inneren Kräften zu finden. Wenn er dies erfolgreich tut, können die Ergebnisse überraschend sein. Wenn nicht, ist die Yogatherapie an ihren Grenzen – sie kann nur mit der Natur zusammenarbeiten, nicht gegen sie.

Heilung und Reisen

Beim Reisen lösen sich erstarrte Gedankenmuster in der Bewegung der Räder langsam auf. Das Alte liegt hinter uns. Kehren wir zurück, sind wir jemand anders geworden – und auch das Zuhause hat sich verändert. Die Umklammerung der Gewohnheit verwandelt sich in ein jugendliches Wahrnehmen der neuen, fremden Umgebung. So, als wäre man noch einmal neu geboren, wieder ein Kind, voller Neugier, mit großen erstaunten Augen erblickt man faszinierendes Leben. Selbst Sonne und Wolken wirken vollkommen anders als sonst. Augenblicke werden zu Eindrücken, die ein ganzes Leben lang im Geist fortdauern. Die Laune sprüht, die Atmosphäre glitzert und schillert in bunten Farben.

Ist das Reisen nicht so, als würde man einen großen bunten Luftballon aufgeregt in die Luft steigen lassen? Dieses Abenteuer reicht als Momentaufnahme bis in die Ewigkeit. Wundersame Begegnungen verändern unseren Blickwinkel. Das Karma der Heimat, starr und voller Verpflichtungen, weicht in die Ferne. Auch die Krankheit erhält eine neue frische Bedeutung. Aus der Distanz kann man leichter erkennen, was im Lebensalltag krankheitsauslösend sein könnte. Hier kann man sich neu und leicht erleben, frei und ohne die Stützräder aus dem Umfeld. Zu sich selbst pilgern, das Herz spüren und seinem Weg folgen, das ist die Chance auf Reisen.

Jede Reise kann uns weiter zu den eigenen Wurzeln führen, verbindet uns mit Anteilen, die wir noch nicht kennen, und führt daher zu tieferer Erfüllung und Heilung.

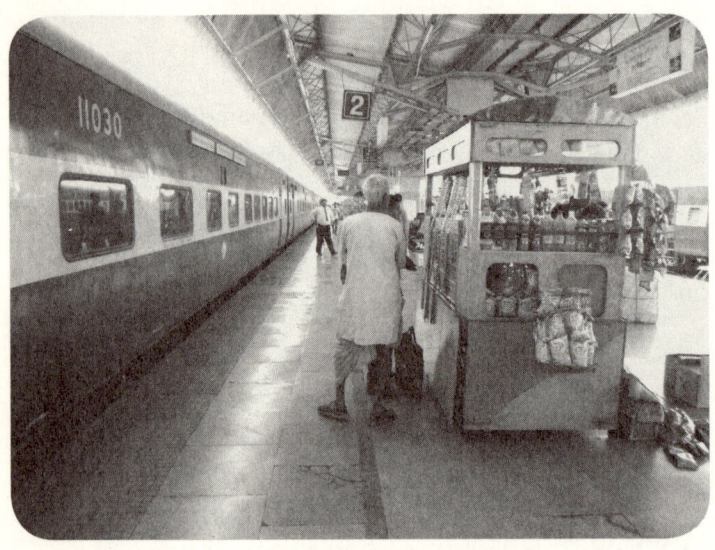

Bahnhof in Indien

Heilung und Coaching

Der Coach setzt einen Gedanken in Gang, den man nun selbst weiterführen kann. Dieser Gedanke ist anders und neu und wirft ein neues Licht auf die Situation, sodass man jetzt allein aus der eigenen Tiefe die Wahrheit ergründen kann.

Krankheit als Entwicklungsschritt

Zuweilen ist unsere Gesundheit in Gefahr, wenn eine Entwicklung der inneren Aspekte nicht berücksichtigt wird. Durch die Krankheit entsteht die Chance, sich tiefer mit den psychischen und emotionalen Wurzeln der Störung zu befassen. So führt sie automatisch auf einen Weg nach innen zu sich selbst. Durch die Umwandlung, die bei einer ernsthaften Auseinandersetzung mit den Themen entsteht, kann die Lebenskraft wieder neu in Fluss kommen, und eine Regeneration wird möglich.

Nach der Krankheit kann es einem Menschen, der durch diese tiefe Auseinandersetzung mit seinen Themen eine neue Perspektive zu sich, seinem Umfeld und zu seinen Lebensaufgaben gewonnen hat, deutlich besser gehen. Er hat nun einen Schritt zu sich selbst, zu Evolution und Wachstum gemacht.

Manchmal kommt es auch zu einer Krankheit, weil eine Wandlung ansteht, diese aber nicht gesehen wird. Noch hält man am Alten fest und kann das Neue weder sehen noch annehmen. Jedoch ist es von großer Bedeutung für das Leben, dass alles, was der Selbstentwicklung im Wege steht, aufgelöst und umgestaltet wird.

Eigene Anteile, die leben wollen, machen sich bemerkbar und führen zu einem spannenden Bewusstwerdungsprozess. So gesehen ist die Krankheit eine Wegweiserin und Botschafterin zu einer neuen Lebensphase, die der seelischen Reife angemessener ist als die Phase davor. Man kann sie auch einfach als wertvolle Information ansehen. Der Körperteil, an dem sich die Erkrankung zeigt, gibt oft genau den Hinweis, in welchem Bewusstseinsbereich ein Entwicklungsschritt notwendig geworden ist.

Durch Änderung des Bewusstseins kann daher auch die Krankheit beeinflusst werden. Da die Schwierigkeit oft unbewusst ist, lohnt es sich, in die Stille zu gehen und in die Meditation. Hier kann man Kontakt aufnehmen mit diesen unbewussten Einstellungen und lernt, sie aufzulösen. Die Krankheit ist immer eine Einladung, sich selbst bedingungslos zu lieben.

Tipps und Erfahrungen

In vielen Kapiteln findet sich ein Abschnitt mit einem Tipp oder mit einer besonderen Erfahrung, die jemand mit einer bestimmten Krankheit gemacht hat.

Teil 2

Krankheitsbilder und ihre Behandlung

Impuls zur Veränderung

Eigentlich handelt es sich bei dem Hunger hier um einen Hunger nach Liebe und Leben. Die Erfahrungen können jedoch momentan nur auf der stofflichen Ebene gemacht werden – durch das Essen ohne Maß. Der Hunger wird nicht auf der Bewusstseinsebene gestillt. Doch allein das Bewusstsein kann zur Erfülltheit führen. Die erlebte Leere, die durch das Essen gefüllt werden soll, kann nur durch Liebe in Fülle verwandelt werden. Anstatt einer körperlichen Fülle entsteht dann eine geistige Fülle, eine Erfüllung und Zufriedenheit im Leben.

Yogaphilosophie

Patanjalis *Yogasutra III.30*: Das Bedürfnis nach Essen und Trinken kann durch die Konzentration auf die Kehle gemindert werden.

Wird die Kehle als Gegenstand der Untersuchung in der Meditation gewählt, können Bedürfnisse wie Hunger und Durst in solch tiefgründiger Weise verstanden werden, dass ihre Wirkungen einen Menschen nicht mehr beeinträchtigen.

Überhaupt ist Meditation die Möglichkeit, innere Leere auszufüllen. Fast alle Süchte basieren auf der Suche nach Liebe. Diese ist jedoch nur im eigenen Inneren zu finden. Dann wird man von ihr erfüllt und braucht automatisch nur die Menge an Nahrung, die zum Leben benötigt wird.

Reflexion

- Schließe mehrmals am Tag die Augen und konzentriere dich auf deine Kehle. Wenn es dir schwerfällt, kannst du auch eine Hand auf deine Kehle legen. Stelle dir vor, dass durch deine Kehle so viel Nahrung zu dir kommt, wie du brauchst, um gesund und glücklich zu sein.
- Übe *pratipaksha bhavana* (Seite 301), die Konzentration auf das gegenteilige Gefühl, wenn du einen Hungeranfall bekommst.
- Iss mit Bewusstsein. Bete vor dem Essen und mache dir klar, was du isst. Versuche, für das, was du isst, dankbar zu sein. Solltest du mehr essen, als du möchtest, versuche, dich damit liebevoll zu akzeptieren und positiv über dich zu denken. Jede Sucht verschwindet, wenn man beginnt, positiv über sich zu denken und eine sattvische, ausgeglichene Handlung an die andere fügt.

Gesunde Routine

- Regelmäßig *asanas* üben, am besten zweimal am Tag.
- Möglichst früh aufstehen und den Morgen genießen.
- Sport treiben.
- Jeden Morgen 10 Minuten eine Trockenmassage machen mit einem *garshan*-Handschuh, das wirkt sehr stimulierend.

Ernährung und Heilkräuter

- Viel Wasser trinken.
- Wenn möglich, abends keine Kohlehydrate essen. Man nimmt damit sehr gut ab.

- Sattvische Nahrung.
- Versuchen, das Essen als Gott, brahman, anzusehen.
- Die Nahrung mit Liebe einkaufen.
- Auf Alkohol und Süßigkeiten verzichten.
- Fettiges Essen fördert das Übergewicht.
- Viele grüne Smoothies trinken.
- Zimt wirkt regulierend auf Bluttfette und Cholesterin.

Ayurveda

- *Guggulu* steigert den Stoffwechsel, wirkt entschlackend, baut Fett ab, senkt den Blutzucker und den Blutdruck und steigert die Durchblutung.
- *Trikatu* baut Fett ab, entschlackt und regt den Stoffwechsel an.
- Mehrere Ingwerwasser am Tag trinken regt das Verdauungsfeuer an.
- *Triphala* entschlackt und reinigt den Verdauungstrakt.
- *Pippali*, Langpfeffer, regt das Verdauungsfeuer an.
- *Ashvagandha* wirkt muskelaufbauend.
- *Mardana*-Massage steigert den Stoffwechsel, fördert den Fettabbau und die Entschlackung.
- *Urdvarta*-Massage kann den Stoffwechsel anregen, das Gewebe straffen, das Fett abbauen und entschlacken.

Anämie

Asanas

Sharvangasana – der Schulterstand

Der Schulterstand sorgt für eine Reinigung des Blutes und für das Anwachsen der roten Blutkörperchen. Er erfrischt und vitalisiert alle Körperteile und stärkt das Immunsystem. Er erleichtert psychischen Stress, was sehr wichtig bei Anämie ist, denn ein zu starkes *agni,* Verdauungsfeuer, was oft mit Stress einhergeht, zerstört zwar das *ama,* die Toxine, tendiert aber anschließend dazu, die Körpergewebe aufzuzehren, was zur Anämie führen kann.

Auch wird die Verdauung gefördert, mehr Eisen kann in das Blut und zu den verschiedenen Organen transportiert werden. Der Kopf wird gut mit Blut und Sauerstoff versorgt.

Shasangasana – der Hase

Der Hase ist gut bei Anämie und niedrigem Blutdruck, da er ähnliche Wirkungen wie ein Kopfstand besitzt. Bei der Übung wird die Bildung von roten Blutkörperchen im Knochenmark begünstigt. Auch wird die Verdauung verbessert, was gut ist gegen das mögliche Symptom der Verstopfung. Er wirkt gegen Müdigkeit, die oft bei Anämie vorliegt, und macht wach.

Pranayamas

Shitali – die kühlende Atmung
Bei dieser Atemübung wird der Körper in größerer Menge mit Sauerstoff versorgt. Wirkt positiv auf die Verdauung, mehr Eisen kann in das Blut transportiert werden, das Blut wird gereinigt. Beim sorgfältigen Ausatmen werden Schlacken und Abfallprodukte ausgeschieden. Wirkt gegen Kopfschmerzen, auch ein häufiges Symptom der Anämie.

Surya bhedana – die Sonnenatmung
Die Sonnenatmung stärkt die aktive Seite, was stimulierend wirkt, wenn man müde und kraftlos ist. Die aktive, dem männlichen Prinzip zugeordnete rechte Seite des Körpers wird im Yoga von der Sonne repräsentiert, die intuitive linke Körperhälfte vom Mond, dem weiblichen Prinzip. Zudem wird die Leber aktiviert, das wirkt sich positiv auf die Blutbildung aus.

Kriyas

- *Jalneti*, Nasenspülung, zur Belebung des Kopfes.
- *Jivha shodhanam*, Zungenreinigung.
- *Gandusha*, Ölziehen.

Impuls zur Veränderung

Das Blut repräsentiert Lebensfreude und Vitalität. Das Herz sorgt dafür, dass Freude durch den Körper fließen kann. Bei der Bleichsucht (so wurde die Anämie früher genannt) gibt es einen Mangel an Freude. Das Leben ist nicht inspirierend, sondern ohne Vision und Perspektive, blass und freudlos. Das Blut fließt nicht freudig und dynamisch durch den Körper, sondern ist zäh und hat Mühe, die Organe zu versorgen. Es geht daher darum, die Liebe zum Leben wieder zurückzugewinnen und die kleinen Freuden, die uns jeder neue Tag schenkt, dankbar wahrzunehmen. Die Umwandlung von Lebensenergie in Blut ist gestört. Das Aufnehmen von *prana* über den Atem sollte wieder in Tatkraft umgesetzt werden, sodass man sich neu dem Leben, diesem bunten Abenteuer, zuwenden lernt und das, was aufgenommen wird, sinnvoll und aktiv umsetzt: Alles wird dann mit Freude durchflutet sein.

Yogaphilosophie

Patanjalis *Yogasutra* I.33: Bei einer konstanten inneren Haltung von Freundlichkeit, Mitgefühl, heiterer Gelassenheit und Gleichmut gegenüber den Tugenden und Untugenden anderer wird der Geist rein.

Hier werden vier geistige Qualitäten für den Yogaadepten, der einen tiefen Drang zur Selbstentwicklung hat, aufgelistet. Diese Qualitäten sollte er immer mehr in sich entwickeln. Aber auch wenn dieser tiefe Drang nicht vorhanden ist, dient die Entwicklung dieser Eigenschaften einer Beruhigung des Geistes.

Eine dieser vier Qualitäten, die sehr hilfreich ist, um die Gedanken zu beruhigen, ist *mudita*, die heitere Gelassenheit, die Freude oder auch die Fähigkeit, in allem das Positive zu erkennen.

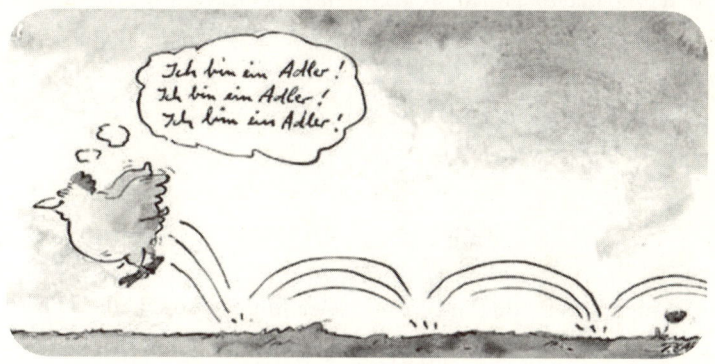

»Ich bin ein Adler!«
Copyright © Peter Gaymann

Ganz besonders wichtig ist die Fähigkeit, in jeder Lebenslage, sieht sie auch noch so aussichtslos aus, etwas Positives zu erkennen. Dann kehrt die Freude – das Blut – ins Leben zurück und kann wieder fließen.

Das ist manchmal gar nicht so einfach, besonders wenn wir uns gerade in einer unangenehmen Situation befinden. Leichter ist es manchmal hinterher, zu erkennen, welche Dinge sich aus der scheinbar misslichen Lage nun doch positiv herauskristallisiert haben. Mit ein wenig Training gelingt es immer besser!

Reflexion

- Erinnere dich an eine Situation im Leben, in der zunächst einmal alles schwierig und negativ ausgesehen hat und wie sich dann später manchmal auch Jahre danach, doch etwas Gutes daraus entwickelt hat.
- Schreibe jeden Abend fünf positive Erlebnisse auf. Das können auch Kleinigkeiten sein.
- Sprich positiv oder gar nicht.

Gesunde Routine

- Ein tägliches Sonnenbad am frühen Morgen oder am Nachmittag ab 15 Uhr fördert die Bildung von roten Blutkörperchen.
- Die Art und Weise des Essens, wie in der Einleitung im Kapitel »Ernährung und Heilkräuter« (Seite 28) dargestellt, hilft Leber und Milz, in einer ausgeglichenen Weise zu funktionieren.
- Eine tägliche kalte Dusche fördert die Durchblutung.
- Laufen, Schwimmen und Spaziergänge sind nützlich, jedoch nicht anstrengender Sport.
- Sehr wichtig ist genügend Schlaf.

Ernährung und Heilkräuter

- Bohnen, Erbsen, Kürbis, Petersilie, Rote Bete, Granatapfel, Brennnessel, Vollkornbrot oder Getreide wie Amaranth und Hirse.
- Amaranth, die Fruchtkörner des Garten-Fuchsschwanzes, die an Hirse erinnern, sind ein gesunder Ersatz für alle Getreide-

arten. Amaranth hat nicht nur einen hohen Eisengehalt, sondern ist auch glutenfrei und ist deshalb vor allem in der Schwangerschaft zur Anämie-Prophylaxe sowie bei Magen-Darm-Erkrankungen wie der Sprue besonders gut als Getreideersatz geeignet. Amaranth hat eine bittere und kühlende Eigenschaft.

- Die Rote Bete hat neben dem erhöhten Eisengehalt auch eine antikanzerogene Eigenschaft. Zusammen mit Karotten gedünstet, mit Quark als Beilage und mit einem Sesam-Salz-Gewürz, Gomasio, überstreut ist sie ein überaus nahrhaftes Essen, besonders in den Wintermonaten.
- Auch die Brennnessel ist ein Nahrungsmittel, welches dem Eisenmangel bei Anämie vorbeugt.
- Der Granatapfel hat neben vielen anderen Eigenschaften eine blutbildende und herzstärkende Wirkung in unserem Körper. Am besten die Frucht frisch zu sich nehmen.

Ayurveda

- *Tulsi.*
- *Kurkuma.*
- Ingwerwasser zur Erwärmung.

Angina pectoris und koronare Herzerkrankungen

Asanas

Sukhasana mit Übung der Fülle – Glücksstellung

Da die Hände zu einer Schale geformt werden mit der Vorstellung, die Fülle des Universums in sich aufzunehmen, kann sich das Herz öffnen.

Man lernt, etwas in sich aufzunehmen, ohne dabei Angst zu haben. Zudem entstehen Ruhe und Leichtigkeit im Geist.

Die Erde umarmen

Ganz vertrauensvoll liegt man auf der Erde, kann sich entspannen und die eigene Verantwortung für einen Augenblick abgeben. Das Herz berührt die Erde und wird gehalten. Dadurch kann die eigene Weichheit gespürt werden.

Pranayamas

Candra bhedana – die Mondatmung

Die Mondatmung kühlt und beruhigt, denn der Mond steht im Yoga für die intuitive, die feminine Seite. Durch diese Atmung wird die gefühlvolle Seite gestärkt und ihr Raum gegeben. Gerade darauf kommt es bei den Herzkrankheiten an.

Yogendra pranayama IV mit Hand auf dem Herzen

Die linke Hand auf dem Herzen, die rechte auf dem Bauch hilft, mit dem Atem und dem Herzen, die auch beide im Zusammenhang stehen, in Verbindung zu kommen. Die Übung beruhigt und vertieft das Atemgeschehen.

Kriyas

- *Jalneti*, Nasenspülung.
- *Trataka*, zentrale Fixierung der Augen, beruhigt.
- *Jivha shodhanam*, Zungenreinigung.
- *Gandusha*, Ölziehen.

Impuls zur Veränderung

Da die Gefäße verhärtet und eng sind und das Herz nicht genügend Nährstoffe bekommt, wäre es eine schöne Bewegung, von der Enge wieder in die Weite zu kommen. Das Herz, welches Gefühl und Liebe symbolisiert, wird nicht genügend genährt. Daher bedarf es liebevoller Nahrung, um die Depots wieder aufzufüllen, indem Gefühle innerlich aufgenommen und gefühlt werden. Dann wird das Herz aus seiner Versteinerung erlöst, sodass es wieder weich werden kann für die dynamische Lebendigkeit tiefer Gefühle.

Yogaphilosophie

Patanjalis *Yogasutra II.9*: Die Liebe zum Leben existiert selbst noch im Weisen.

Abhinivesha ist die Liebe zum Leben und die Angst vor dem Tod und damit vor jeder Veränderung in unserem Leben. Angina pectoris ist eine Verengung der Brust, und Enge bedeutet Angst. In besonderer Weise Veränderungen unterworfen sind unsere Gefühle. Sie sind lebendig, dynamisch und vergänglich. Die Yogaphilosophie schlägt einen Abstand zu den Gefühlen vor. Man fühlt sie und lässt sie anschließend wieder los, beobachtet sie nur.

Reflexion

- Schreibe deine Gedanken auf und daneben die dazugehörigen Gefühle. Schreibe so lange, bis alle Gedanken und Gefühle notiert sind. Schließe dann die Augen und versuche, alles loszulassen.
- Ein älterer Manager am Yoga-Institut in Mumbai bekam von Dr. Jayadeva jeden Tag fünf Minuten Stille – genannt *mauna* – verschrieben. Das war sehr schlimm für ihn am Anfang, und er konnte es fast nicht durchhalten. Später erzählte er gern darüber, was alle zum Lachen brachte, und sagte, dass genau diese Stille ihm die Heilung von seiner Herzkrankheit gebracht habe.

Versuche, jeden Tag für fünf Minuten die Augen zu schließen und die Stille zu fühlen. Du kannst dabei auch deinen Herzschlag fühlen, entweder am Puls oder am Hals, um dir die Wichtigkeit des Herzens noch klarer werden zu lassen.

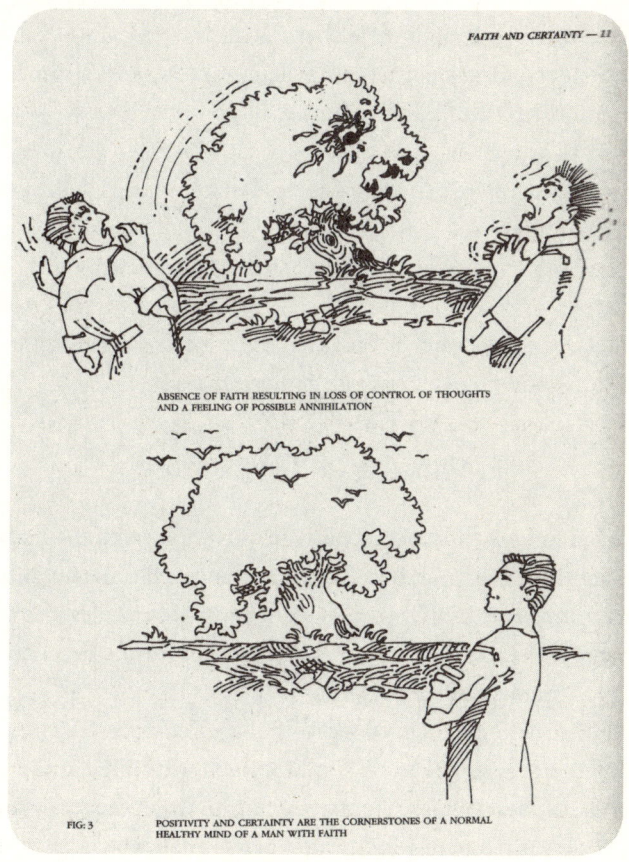

Angst vs. Vertrauen

Gesunde Routine

- Spaziergänge, zweimal am Tag 45 Minuten, bilden gutes Cholesterin (HDL).
- *Rudraksha*, die Pflanze des Baumes *von Shiva*, entweder tragen oder Wasser mit einer Perle über Nacht einweichen und trinken.
- Besonders wirksam ist das Spielen eines Musikinstrumentes, um mit den Gefühlen in Kontakt zu kommen und sie ausdrücken zu können.
- Bei Herzschmerzen nicht hinlegen, sonst kann sich der Zustand verschlimmern.
- Den Körper warm halten, damit sich die Gefäße erweitern können.
- Stressreduktion und Entspannung: Am besten dreimal am Tag je 20 Minuten Entspannungsübungen machen.

Ernährung und Heilkräuter

- Aubergine, Artischocke, Bärlauch, Cayennepfeffer, Galgant, Knoblauch, Topinambur, Sojabohne und Hafer haben zusammen mit dem indischen Basilikum *tulsi* eine cholesterinhemmende, also blutfettsenkende Eigenschaft, welche den koronaren Erkrankungen des Herzens entgegenwirkt.
- Ähnlich wirken auch Omega-3-haltige Fettsäuren. Sie senken den Blutdruck, wirken entzündungshemmend, sind antithrombotisch und stabilisieren arteriosklerotische Plaques. Man findet sie vermehrt in Sanddorn, Nüssen, Mandeln, Äpfeln, Kartoffeln, Sellerie und Leinöl.

- Knoblauch mit seiner gefäßerweiternden Eigenschaft sollte in der täglichen Küche nicht fehlen.
- Weißdorn steigert die Kraft und Leistung des Herzmuskels.
- Galgant hat eine kräftigende und wärmende Wirkung.
- Aurum/Lavandula von Weleda ist eine wunderbare Creme für den Herzbereich, mit Rose, Lavendel und Gold.

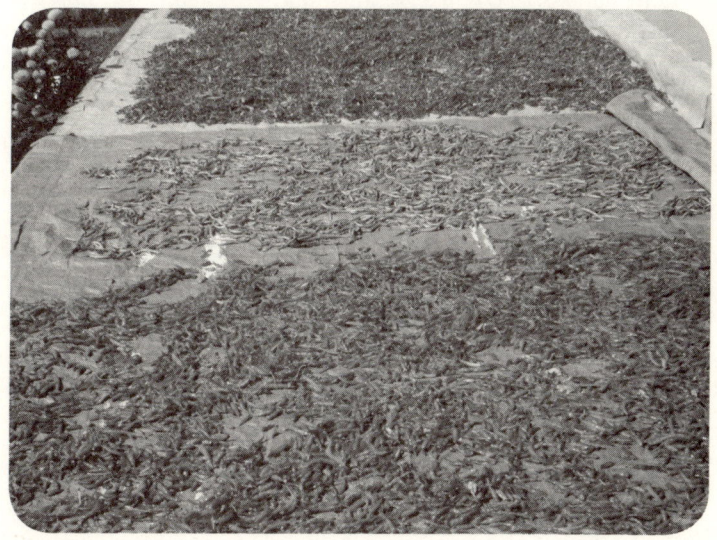

Zum Trocknen ausgebreitete Chilis

Ayurveda

- *Tulsi.*
- Knoblauch, blutdrucksenkend, cholesterinsenkend und gefäß-
  erweiternd, daher gutes Heilmittel bei Herzbeschwerden.
- Roter Pfeffer aus getrockneten Chilis hat eine verstärkende Wir-
  kung auf das Herzschlagvolumen und beugt einer Thrombose-
  bildung vor; nur sparsam verwenden.
- *Arjuna* stärkt den Herzmuskel und ist kardiotonisch, so wie der
  Arjuna in der Bhagavadgita, der Herzensstärke hatte.
- *Triphala guggulu.*

Anorexie

Asanas

Vajrasana – Fersensitz mit Händen auf dem Herzen

Die Hände liegen auf dem Herzen, es entwickeln sich Mitgefühl und eine tiefe Verbindung zum Herzen, zu den Gefühlen und den Bedürfnissen. Man spürt sein inneres Wesen, den Wesenskern, eine Kraft von innen, die die Betonung des Körpers abmildert.

Shavasana – Totenstellung

Durch das Totsein für die Welt lässt man alles, auch den Körper, los. Verbunden mit sich selbst erlebt man eine tiefe innere Entspannung.

Pranayamas

Candra bhedana – Mondatmung

Die Mondatmung fördert die weibliche Seite. Sich selbst als Frau und weibliches Wesen anzuerkennen, ist ein wesentlicher Aspekt in der Heilung von Anorexie.

***Anuloma viloma* – Wechselatmung**

Entspannt und vernetzt die beiden Gehirnhälften, die rechte und die linke Seite. Dadurch werden die beiden Pole, der männliche und der weibliche, in Harmonie gebracht. Sowohl die weiblichen als auch die männlichen Aspekte sollen im Inneren entwickelt werden und eine Balance halten. Erst dann kann eine Ganzheit, die Gesundheit bedeutet, entstehen.

Kriyas

- *Jalneti*, Nasenspülung, mit kaltem Wasser, da die Anorexie häufig mit depressiven Gefühlen einhergeht. Bei Depression wird die Nasenspülung stets mit kaltem Wasser durchgeführt, um den Kopf wieder klar zu bekommen.
- *Kapalarandhra dhauti*, Gesichtsmassage, hilft bei Verspannungen im Gesicht und in der Kiefermuskulatur.
- *Nasya*, Nasenbehandlung.
- *Jivha shodhanam*, Zungenreinigung.
- *Gandusha*, Ölziehen.

Impuls zur Veränderung

Im Inneren existiert ein Hass auf das Leben und sich selbst. Weil die Liebe fehlt und man nicht weiß, wie es weitergehen soll, beginnt man mit der Selbstzerstörung. Innere Ohnmacht wird durch das Nichtessen ausgedrückt. Die Veränderung kommt, wenn man beginnt, sich selbst das Leben zuzugestehen. Der Mensch ernährt sich, weil er sich liebt. Von außen, von anderen Menschen, braucht er keine Aufmerksamkeit, auch nicht durch sein Äußeres (den dünnen Körper), sondern er schenkt sich selbst Liebe.

Yogaphilosophie

Patanjalis *Yogasutra II.8*: Abneigungen sind üblicherweise das Ergebnis leidvoller Erfahrungen.

Durch leidvolle Erfahrungen, vielleicht durch die Strukturen in der Herkunftsfamilie, hat sich eine Abneigung gegen sich selbst, das Leben und damit auch die Nahrung entwickelt. Das Essen, welches einen ernährt, kann nicht aufgenommen werden. Dies kann sogar zum Tod führen. Die Umwandlung findet statt, wenn es gelingt, sich selbst anzunehmen mit genau dem Körper, den man erhalten hat. Die Selbstannahme schenkt Leben. Der Körper wird als der Tempel der Seele, in der er wohnen darf, erkannt. Er erhält Pflege, Nahrung, Liebe, während gleichzeitig das Verständnis entsteht, dass der eigentliche Wert, den man als Mensch hat, letztendlich auf der seelischen Ebene zu finden ist und ganz sicher nicht von der Bestätigung und nicht von der äußeren Hülle abhängt, mit der man durch sein Leben schreitet.

Reflexion

- Versuche, fünf Minuten Stille, *mauna*, am Tag zu üben. Werde dir dabei bewusst, dass du viel mehr bist als ein Körper.
- Versuche, deine Kreativität auszudrücken. Mache und arbeite, was dir gefällt.
- Sage dir selbst hundertmal am Tag »Ich liebe dich wirklich«. Das verletzte innere Kind möchte diese Botschaft gern hören.
- Iss winzige Portionen von etwas, was du grundsätzlich magst.

Gesunde Routine

- Regelmäßig *asana* üben.
- Viel Entspannung und Meditation.
- Guter Schlafrhythmus.

Ernährung und Heilkräuter

- Regelmäßig kleine Portionen sattvischer Ernährung.
- Viel heißes Wasser trinken zur Entgiftung. Aber nicht zu viel, damit du noch Platz hast, Nahrung aufzunehmen.
- Finde heraus, ob es etwas zu essen gibt, was dir wirklich gut schmeckt, und versuche, ein wenig davon zu essen.
- Vor jeder Mahlzeit ein Stück Ingwer mit Zitrone und Salz zur Steigerung des Verdauungsfeuers einnehmen.
- Pfeffer ist appetitanregend.
- Vitamin B_{12} und Afa-Klamath-Alge bei Eisenmangel.

Ayurveda

- *Abhyanga* täglich fördert die Fürsorge für sich selbst.
- *Brahmi* zur Beruhigung der Nerven.
- *Shatavari*, falls es Menstruationsbeschwerden gibt.
- *Trikatu* zu den Mahlzeiten ist appetitanregend und steigert das Verdauungsfeuer.

Tipp

Frau, 29 Jahre: »Ich bin der Yogaphilosophie unendlich dankbar. Sie hat mir in dieser Situation enorm geholfen. Immer wieder subtil zu hören, dass der Körper nicht im Vordergrund steht und dass es *avidya* ist, Nichtwissen, sich nur mit dem vergänglichen Körper zu identifizieren. Diese Identifikation mit einem schlanken Körper, das falsche Selbst, versucht man dann loszulassen. Dafür möchte man sich immer mehr mit dem wahren Selbst verbinden, dem inneren Wesen. Zusätzlich strebt man im Yoga *sattva* an, einen Zustand der Reinheit, der Balance, der Wachsamkeit, des Lichts und der Intelligenz. Ein sattvischer Zustand ist nur dann möglich, wenn man einen geregelten Schlaf- und Essrhythmus hat. Meine tiefe Sehnsucht, nützlich zu sein, wurde durch das yogische Konzept von *dharma*, dem Lebensauftrag, erfüllt. Ich erkannte, dass ich nützlich bin, wenn ich meinen Lebensauftrag ergreife. Dieser hat nichts mit meinem Aussehen zu tun. Ich erkannte, dass alle Menschen gleich wertvoll sind, unabhängig von ihrem Geschlecht, Alter, Aussehen oder ihrer Hautfarbe, Herkunft, Bildung usw.«

Arthrose

Asanas

Gomukhasana – das Kuhgesicht
Hier werden Schulter- und Hüftgelenke bewegt. Bei Schmerzen sehr sanft und eventuell eher dynamisch üben, d. h. im Wechsel erst einen Arm nach oben nehmen, dann den anderen. Bei Arthrose immer die Gelenke bewegen, damit sie nicht steif werden.

Bhadrasana – der Schmetterling
Auch hier dynamisch üben, die Beine immer in sanften Schmetterlingsbewegungen auf und ab bringen. Alle Übungen, die Stress abbauen, sind effektiv, denn Stress verursacht Muskelspasmen, und diese können Schmerzen auslösen.

Pranayamas

Yogendra pranayama IV
Entspannt und beruhigt, versorgt den Körper mit Sauerstoff.

Yogische Tiefenatmung

Die Versorgung mit Sauerstoff wird gefördert, kann mehrmals am Tag für jeweils fünf Minuten geübt werden. Beruhigt den Geist. Toxine verlassen den Körper.

Kriyas

- Jalneti, Nasenspülung, um ama, Toxine, aus dem Körper zu entfernen.
- Jivha shodhanam, Zungenreinigung, um ama zu entfernen.
- Gandusha, Ölziehen.
- Shankaprakshalana, Darmreinigung, kann helfen, Toxine zu entfernen.
- Nauli, Bauchnabelübung, stärkt Bauch und Darm – die Organe im Unterleib –, wirkt aktivierend und regulierend auf das gesamte Verdauungssystem.

Impuls zur Veränderung

Ein Festhalten an der Vergangenheit sowie negative Gedanken können zu Wut führen. Vielleicht tut man zu viel für andere Menschen, opfert sich auf, ohne es wirklich zu wollen, und geht dadurch über die eigenen Bedürfnisse hinweg. Dies ist eine Form von Gewalt gegen sich selbst und kann zu Schmerzen führen, da sich Aggressionen als Giftstoffe im Körpersystem manifestieren.

Yogaphilosophie

Patanjalis *Yogasutra III.39*: Wenn der Yogi die aufsteigende Lebensenergie beherrscht, so können ihn Wasser, Sümpfe und Dornen nicht berühren, wenn er durch sie hindurchgeht. Außerdem kann er sich dabei sehr leicht fühlen.

Ein körperlicher Schmerz hat immer etwas mit dem Geist und den Gedanken zu tun. Schmerz ist immer auch eine Aggression, die nicht ausgedrückt wird und dann leider gegen sich selbst gerichtet wird. Schmerz ist eine Lebensenergie, die nicht fließen kann. Viel für andere zu tun, ohne sich selbst den notwendigen Raum für die eigene Entwicklung zu geben, kann sehr schmerzhaft sein und viel Wut auslösen. Man tut es, weil man denkt, man müsse es tun. Eigentlich müsste man es tatsächlich tun, aber für sich selbst. Denn alle Energien wollen frei im Körper fließen dürfen. Erst einmal sich selbst Genüge zu leisten und dann etwas aus Liebe für die anderen zu tun kann viel Erleichterung von den Schmerzen bringen.

Reflexion

1. Bevor du etwas tust, überlege dir ganz genau, aus welcher Motivation heraus du es tun möchtest. Nimm dir dafür ruhig viel Zeit.
2. Übe *pratipaksha bhavana* (Seite 301), wenn du wütend und gereizt bist.
3. Setze eine positive Handlung an die nächste positive Handlung.

Gesunde Routine

- Morgens Wasser mit Zitronensaft trinken.
- Bei Schmerzen mit Zitronenwasser fasten, 1 Tag ist manchmal schon hilfreich.
- Regelmäßig essen und schlafen.
- Gewicht eher gering halten.
- Wenn möglich, die betroffenen Stellen 45 Minuten am Tag sonnen lassen.
- Wärme ist immer hilfreich, auch eine Wärmflasche ist gut oder warmes Wasser und warme Kleidung.
- Viel Entspannung, sowohl mental als auch physisch.
- Vorsichtig anstelle von abrupt bewegen.
- Vorsichtig vorgehen beim Bücken und Tragen.

Ernährung und Heilkräuter

- Sattvische Ernährung, wenig Milchprodukte.
- Alfalfa ist sehr gut aufgrund des hohen Vitamin-C-Gehalts.
- Chili, Kurkuma, Ingwer und Zimt wirken entzündungshemmend.

Ayurveda

- *Panchakarma*.
- Viel heißes ayurvedisches Wasser – wird 20 Minuten blubbernd gekocht – trinken zur Entgiftung.
- *Ashvagandha* wirkt *vata*-reduzierend.
- *Triphala*, um Gifte auszuschwemmen.
- *Yogarajguggulu* wirkt entzündungshemmend.

Asthma und Bronchitis

Asanas

Gomukhasana – das Kuhgesicht

Das Kuhgesicht ist eine der wichtigsten Übungen bei Asthma. Durch die Armdehnung entsteht ein weiter Raum für die Lunge, der Atem kann fließen.

Parighasana – das Tor

Das Tor energetisiert den seitlichen Körper und macht ihn leicht. Man kann sich dabei vom Atem tragen lassen und spürt so die Leichtigkeit des Körpers, die ein fließender Atem ermöglicht. Der Atem wird fast dreidimensional erfahrbar. Es entsteht ein feines Bewusstsein für den Atem, wie er kommt und wie er geht. In dieser Haltung werden die Interkostalmuskeln, die die Rippen verbinden, gedehnt. Wenn diese Muskeln verspannt sind, was üblicherweise bei wiederholtem Husten und Niesen geschieht oder durch eine schlechte Haltung hervorgerufen werden kann, dann ist die Bewegung des Brustkorbes beschränkt und auch die Atmung. Die Verlängerung der Interkostalmuskeln verbessert die Atmung, daher ist *parighasana* eine sehr gute Übung bei Asthma, Allergien und Erkältungen.

Pranayamas

Anuloma viloma – Wechselatmung
Bei der Wechselatmung werden Einatmung und Ausatmung ausgeglichen. Das ist sehr wichtig, denn das Ungleichgewicht zwischen Aufnehmen und Abgeben – Einatmen und Ausatmen – ist das Grundthema bei Asthma.

OM tönen
Das Tönen des *OM* hilft, die Ausatmung zu verlängern. Zudem wirkt die Übung beruhigend auf die Nerven und Emotionen.

Kriyas

- *Jalneti,* Nasenspülung, ist sehr wichtig, sogar essenziell in der Heilung von Asthma und allen anderen Krankheiten verbunden mit dem Atem. Durch *jalneti* wird die Atmung erleichtert, *ama*, Toxine, wird entfernt.
- *Jivha shodhanam*, Zungenreinigung.
- *Gandusha*, Ölziehen.
- *Shankaprakshalana*, Darmreinigung, hilft, Toxine auszuscheiden. Dadurch kann das prana besser durch den Körper fließen und ihn mit Sauerstoff versorgen.

Impuls zur Veränderung

Beim Einatmen wird Neues ins Leben hineingelassen, beim Ausatmen Altes, Überlebtes entlassen. Dies ist ein lebendiger Vorgang des Aufnehmens und Abgebens. Neues wird erlebt, integriert und in einer verwandelten Form wieder abgegeben. Das Geben, in der Form des Ausatmens, steht für das Loslassen. Da die Ausatmung beim Asthma erschwert ist, geht es auf der seelischen Ebene um das Loslassen. Die Lebensenergie, *prana,* kann zwar aufgenommen werden, kann aber durch das erschwerte Ausatmen nicht richtig abgegeben werden, sodass man den Eindruck hat, daran zu ersticken. Wichtig ist daher, sich mit Ängsten und Emotionen auseinanderzusetzen, sie zu bearbeiten und dadurch zu lernen, loszulassen und nicht mehr an alten Themen festzuhalten.

Yogaphilosophie

***Patanjalis Yogasutra II.49:* Sobald die *asanas* gemeistert werden, folgt die Kontrolle der Bioenergie durch das Ein- und Ausatmen.**

Der Atem ist ein wichtiger Teil von Yoga, denn er ist ein natürlicher Rhythmus des Fließens. Das Einatmen bedeutet, Leben in sich aufzunehmen, das Ausatmen entlässt Unbrauchbares, was dem Leben so nicht mehr dienlich ist, aus dem Körper. Eine wunderbare Symbolik vom Wechsel zwischen Leben und Tod. Dies ist auch ein Prozess der Reinigung und Entgiftung, in jedem Moment des Lebens. Durch das Beobachten des Atems lernen wir, mit dem Leben zu fließen. Alles, was geboren wird, wird auch wieder vergehen. Durch das Beobachten und Betonen der Ausatmung wird das Loslassen auf einer tieferen Ebene geübt. Wer Asthma hat, verliert die Angst und lernt, mit dem Loslassen zu leben. Im Loslassen selbst liegt die größte Freiheit.

> Wer ein wenig loslässt, ist ein wenig glücklicher. Wer viel loslässt, ist viel glücklicher. Wer alles loslässt, ist frei.
>
> *Chinesische Weisheit*

Reflexion

- Setze dich unter einen Baum. Spüre die Verbindung, die du mit dem Baum über den Atem hast. Du atmest den Sauerstoff des Baumes ein, gibst das Kohlendioxid ab, der Baum nimmt es wieder auf. Im Geben und Nehmen sind wir mit allen Wesen verbunden.
- Gibt es irgendetwas in deinem Leben, was du jetzt loslassen möchtest? Es kann ein Gedanke sein oder ein Gefühl, welches überholt ist, es können aber auch ein paar alte Zeitschriften sein, die du nicht mehr brauchst. Versuche, innerlich loszulassen, und spüre die Befreiung.
- Übe *anitya bhavana* (Seite 300).
- Schreibe an drei aufeinanderfolgenden Morgen über das stressigste Ereignis in deinem Leben 20 Minuten lang alles auf. In einer Studie wurde herausgefunden, dass sich bei dieser Übung die maximale Menge an Luft, die in einer Sekunde ausgeatmet wird, um 20 Prozent erhöht hat.

Gesunde Routine

- Mit großer Achtsamkeit sich selbst und die Umgebung registrieren und überprüfen, inwieweit man Brisen, Staub, Gerüchen, Ventilatoren oder Klimaanlagen ausgesetzt ist.
- Das erste Zeichen eines Schwächeanfalles entdecken, z. B. eine verstopfte Nase, Niesen etc., und sofort angemessene Maßnahmen ergreifen.
- Eine Wärmflasche auf den Bauch und auch auf Gesicht und Hals legen.
- Dampfbäder fürs Gesicht, *jalneti*, Nasenspülung, und häufiges Gurgeln mit lauwarmem Salzwasser.
- In die milde Morgensonne oder in die späte Abendsonne mit geschlossenen Augen schauen.
- Zugluft und offene Fenster beim Schlafen vermeiden.
- Ausatemübungen, z. B. Kerze ausblasen oder ein Taschentuch wegblasen.
- Kopf und Füße nachts warm halten. Besonders nach dem Aufstehen warm anziehen.
- Versuchen, nicht nass zu werden. Immer trocken bleiben.

Ernährung und Heilkräuter

- Milchprodukte verschleimen und sind daher ungeeignet.
- Warme Getränke und warme Speisen, die gut gewürzt sind, einnehmen, zur Stärkung des Verdauungsfeuers, *agni*.
- Bei Auftreten der Symptome warmes Zitronenwasser mit Traubenzucker zu sich nehmen und evtl. einen Tag lang nichts essen.

- Ingwerwasser trinken oder anderweitig frischen Ingwer zu sich nehmen.
- Thymiantee und Baldriantee.
- Übergewicht verschlimmert die Symptome.

Ayurveda

- Heißes ayurvedisches Wasser über den Tag verteilt trinken.
- *Ashvagandha* ist schleimabweisend und stärkt die Abwehr.
- *Tulsi* ist besonders wirkungsvoll.
- In Indien würde man einen Saft aus tulsi mit einem Teelöffel Zitrone vermischt einnehmen, bei uns kann man eine flüssige tulsi-Tinktur mit Zitrone einnehmen, das ist sehr hilfreich.
- *Abhyanga* täglich.
- Eine *panchakarma*-Kur ist sehr wirkungsvoll, da sie von Schleim befreien kann.
- *Trikatu* und *triphala* zur Steigerung von *agni*, dem Verdauungs-feuer.
- Vor den Mahlzeiten etwas Ingwer mit Zitrone und Salz zu sich nehmen, steigert agni.
- *Cyavanaprasha* steigert die Abwehrkraft
- *Pippali* wirkt schleimlösend, tonisiert Hals und Stimmbänder, wirkt gegen Hustenreiz, fördert agni und ist sehr gut bei Asthma und Bronchitis.
- Warmes Wasser mit Kurkuma zweimal am Tag.

Behinderung

Die Möglichkeiten der Yogatherapie können auch bei Behinderungen aller Art ausgeschöpft werden. Das beinhaltet eine individuelle Anpassung an die Bedürfnisse, wenn bestimmte Körperteile auf ihre eigene Weise funktionieren. Yoga hat für jeden Möglichkeiten, egal, wie stark die Behinderung ist.

Asanas

a. Bei Blindheit

Tadasana – der aufrechte Stand

Bei Blindheit oder Sehstörungen kann es zu vielen Verspannungen kommen, da man eventuell in gebückter Haltung läuft, nicht genau weiß, wo man hinläuft, sich klein macht, um nirgends anzustoßen. Bei *tadasana* wird die Aufrichtung geübt, Verspannungen können sich lösen.

Es ist schrecklich, wenn man sieht, aber keine Vision hat.

Helen Keller

b. Bei Taubheit

***Uttanasana* – Vorwärtsbeuge**

Der Kopf wird durchblutet und daduch werden der Gehörnerv (nervus cochlearis) und der Gleichgewichtsnerv (nervus vestibularis) genährt und vitalisiert. Die inneren Organe werden massiert, Toxine ausgeschieden. Zudem beruhigt die Vorwärtsbeuge und unterstützt das Loslassen von Konzepten.

c. Bei körperlicher Behinderung, im Rollstuhl

***Parvatasana* im Sitzen – der Berg im Sitzen**

Der Berg bringt Ruhe und Stabilität in den Körper. Arme, Nacken, Schultern werden trainiert. Der Rücken aufgerichtet. Wer seine Arme nicht bewegen kann, kann Atemübungen, Visualisationen, Nackenübungen machen.

Pranayamas

OM tönen

Durch das Tönen von *OM* entsteht eine innere Ruhe und Zufriedenheit. Man sucht nicht mehr so sehr im Außen nach Erfüllung und stärkt die Verbindung mit dem inneren Wesenskern. Man kann erkennen, dass man trotz der Behinderung die Möglichkeit hat, sich zu entfalten.

Anuloma viloma – die Wechselatmung

Hilft, Toxine aus dem Körper auszuscheiden. Reinigt und entschlackt. Beruhigend für das Nervensystem.

Kriyas

- *Jalneti*, Nasenspülung.
- *Jivha shodhanam*, Zungenreinigung.
- *Gandusha*, Ölziehen.
- *Kapalarandhra dhauti*, Gesichtsmassage, besonders bei Taubheit, Schwerhörigkeit und bei Blindheit, da die Gesichtsmuskulatur häufig verspannt ist.

Impuls zur Veränderung

Eine Behinderung kann viel Leid erzeugen. Vieles ist erschwert. Man fühlt sich anders als andere, die diese Schwierigkeit nicht haben, und muss auf viele Dinge verzichten. Der Gedanke, abgetrennt und isoliert zu sein, den auch viele Menschen ohne Behinderung haben, wird unter Umständen noch intensiver erlebt. Dieser Gedanke kann noch mehr Leid und Schmerz erzeugen. Dann gilt es, auch dieses Hindernis zu überwinden.

Yogaphilosophie
Patanjalis *Yogasutra I.37*: Der Kontakt zu Menschen, die Hürden im Leben gemeistert haben, die uns noch unüberwindlich erscheinen, kann eine große Hilfe sein.

Eine wunderbare Möglichkeit, sich inspirieren zu lassen, ist der Kontakt zu Menschen, die Hindernisse wie eine Behinderung überwinden konnten und ihr Leben in eigener Regie gestalten. Auch Biografien können diese Wirkung hervorrufen. Ein besonderes Beispiel ist die blinde und taube Helen Keller gewesen, die in Krisengebiete gereist ist und allen, die im Krieg ihr Augenlicht verloren hatten, Mut zusprach. In ihrem überaus aktiven Leben veränderte sie das Schicksal von Millionen von Blinden und Behinderten auf der Erde. Auch der bekannte amerikanische Yogalehrer Matthew Sanford, der bei einem Unfall gelähmt wurde, ist so ein Beispiel.

Reflexion

- Lies die Biografien von Menschen, die trotz Hindernissen und Behinderung ihr Leben so gestaltet haben, dass sie ihr *dharma*, ihren Lebensauftrag, erfüllen konnten. Gerade auch die Behinderung kann der Wegweiser hin zum eigenen *dharma* sein.
- Triff dich mit Menschen, die dich verstehen und dich begleiten können.
- Schreibe fünf positive Dinge pro Tag in ein Tagebuch.
- Konzentriere dich auf dein inneres Wesen und erkenne, dass deine seelische Entwicklung durch die Behinderung in keiner Weise eingeschränkt wird. Du bist nicht dieser Körper. Die Behinderung kann sogar eine Beschleunigung der Erkenntnis, dass du eine Seele bist, bewirken. Dies geschieht durch Meditation und Kontemplation.

Dr. Jayadeva sagte einmal vor vielen Jahren zu einer Frau, die eine auffällige Hautkrankheit hatte und sehr darunter gelitten hat: »There is something deeper in life.« (Es gibt etwas Tieferes im Leben.)

Gesunde Routine

- Guter Schlafrhythmus.
- Yogischer Lebensstil, *asanas* üben oder *pranayamas*.
- Work-Life-Balance, *samatvam*.
- Sattvische Ernährung und Heilkräuter.
- Viel heißes Wasser trinken, das hilft beim Entgiften.

Ayurveda

- *Brahmi* zur Beruhigung der Nerven.
- *Panchakarma* zur Entgiftung und Reinigung des Körpers, wenn möglich.
- *Abhyanga* täglich, wenn möglich.

Ich lag falsch. Mein Herz war nie gebrochen, denn das ist nicht möglich. Das, von dem ich dachte, dass es zerbrochen sei, war eigentlich mein Herz, das mir seine Tiefe enthüllte. Das Herz hat nicht nur eine Neigung zum Haben und Festhalten, sondern auch zu Stille und Verlust. Es hat nicht nur eine Neigung zum Leben, sondern auch zum Sterben. Herzen zerbrechen nicht, nur der Geist. Wir leben und sterben gleichzeitig, und es wird uns Zeit gegeben, die Leichtigkeit, die diese Wahrheit begleitet, zu realisieren.

Matthew Sanford, Yogalehrer im Rollstuhl
(nach einem Unfall)

Literaturtipps

Helen Keller, *Meine Welt. Blind, taub und optmistisch.*
Samuel Koch, *Zwei Leben.*
Sarah Neef, *Im Rhythmus der Stille.*
Matthew Sanford, *Waking.*

Bindehautentzündung und Gerstenkorn

Asanas

Shavasana mit Augenkissen – Totenstellung mit Augenkissen
Ein Augenkissen, gefüllt mit Rosenquarzen, Dinkel, Leinsamen etc., beruhigt die Augen. Sehr gut tut es auch, in *shavasana* Wattepads mit Rosenwasser auf die Augen zu legen. Die Augen sind mit den Sehnerven verbunden, diese wiederum mit dem gesamten Nervensystem. Daher sind besonders Entspannungshaltungen wertvoll, die den Stress lindern. Grundsätzlich sind jedoch alle *asanas* bei diesen Krankheitsbildern empfehlenswert.

Augenübungen mit Palmieren
Augenübungen, das Rollen der Augen im Uhr- und Gegenuhrzeigersinn, nach oben und unten blicken und von rechts nach links, trainiert die Augenmuskeln und beruhigt die entzündete Bindehaut.

Pranayamas

Anuloma viloma – Wechselatmung
Beruhigt alle Nerven, auch die Sehnerven.

Shitali – kühlende Atmung
Unterstützt bei Entzündungen.

Kriyas

- *Jalneti*, Nasenspülung, besonders wichtig bei allen Krankheiten im Kopfbereich, tonisiert die optischen Nerven und wirkt auch auf die Augen.
- Morgendliche Augenwaschung mit einem Augenwännchen, das mit Rosenwasser gefüllt ist oder mit *ghee* (*netra dhauti*).
- *Jivha shodhanam*, Zungenreinigung, um *ama*, Toxine, zu entfernen.
- *Gandusha*, Ölziehen.
- *Trataka*, zentrale Fixierung der Augen, hilft bei der Augenreinigung und Tonisierung.

Impuls zur Veränderung

Bei der Bindehautentzündung und beim Gerstenkorn geht es um einen Konflikt, vor dem man die Augen verschließt. Ihm in die Augen zu sehen, wäre zu schmerzhaft. Daher heißt es nun, ganz bewusst die Augen zu öffnen, für das, was vor uns liegt.

Yogaphilosophie

Patanjalis *Yogasutra I.3*: Dann ruht der Seher in seinem wahren Wesen.

Der Seher oder die Seherin ruhen in ihrem wahren Wesen, nachdem Ruhe in die Gedanken eingekehrt ist. Erst wenn man in seiner Mitte angekommen ist, wenn die Gedanken nicht mehr so stark sind, ruht man in seinem wahren Wesen und hat damit die Fähigkeit erworben, Situationen richtig zu erkennen. Man ist man selbst geworden, ohne dass die Gedanken eingefärbt sind von vergangenen Impressionen. Es entsteht Offenheit, und die Konzepte über sich und andere lösen sich auf – und damit unsere Konflikte. Nun sieht man die Wirklichkeit, wie sie ist, ohne Beschönigung und ohne Illusion. Man wird also zum Sehenden, wenn man die Realität sehen kann. Hier heißt das, die Augen zu öffnen, ohne dass es schmerzt, und die Realität akzeptieren und das lösen, was es zu lösen gilt.

Reflexion

- Finde heraus, was dich momentan so sehr schmerzt, dass du es nicht sehen möchtest. Wenn du es nicht allein herausfindest, vertraue dich einer erfahrenen Person an.
- Praktiziere Selbsteinfühlung im Sinne der gewaltfreien Kommunikation (siehe Anhang Seite 310).
- Entspanne mehrmals am Tag mit geschlossenen Augen und Augenkissen oder Wattepads mit Rosenwasser auf den Augen. Gönne deinen Augen Ruhe. Mache dir klar, dass es auch für diesen Konflikt, sobald er gesehen und anerkannt wird, eine Lösung gibt.

Gesunde Routine

- Schaue immer wieder bei der Computerarbeit weg vom Computer. Minimiere die Computerarbeit, wenn möglich.
- Schließe die Augen, sooft es geht, und gönne ihnen Ruhe. Nutze dies als Zeit der Besinnlichkeit.

Ernährung und Heilkräuter

- Eine pitta-beruhigende Ernährung beruhigt die Entzündung.
- Viel Kokoswasser trinken wirkt kühlend.
- Aloe vera auf den Augen kühlt und beruhigt. Besonders beim Gerstenkorn eine warme Kartoffel auf die Augen legen.
- Einen mit kolloidalem Silber getränkten Wattebausch auf die Augen legen.
- Sehr gut sind Echinacea Quarz comp. (Augentropfen) von Wala.
- Sehr gut beim ersten Anzeichen eines Gerstenkorns ist das homöopathische Mittel Staphysagria, je früher, desto besser.
- Heidelbeeren und Karotten nähren die Augen.

Ayurveda

- *Netra tarpana*, eine ayurvedische Augenbehandlung mit warmem ghee, ist sehr effektiv.
- *Abhyanga* zum Stressabbau.
- *Triphala* ist augentonisch.
- *Triphala ghee*, um damit abends die Füße einzumassieren.
- *Amla* – Der hohe Vitamin C-Gehalt ist tonisierend für die Augen.

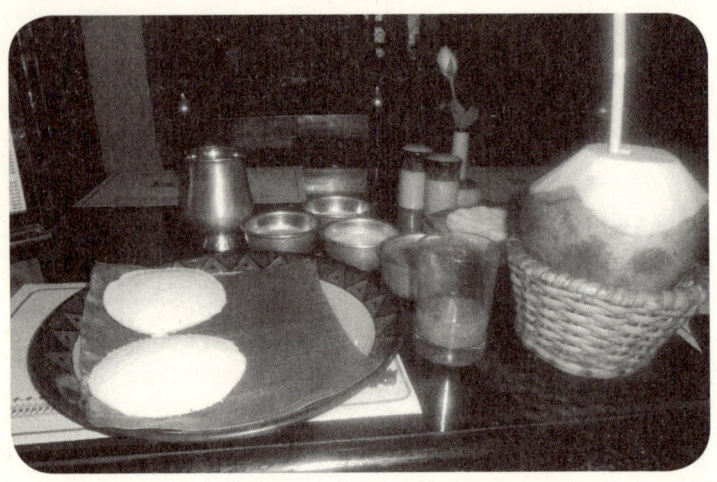

Kokos – vielseitig verwendbar

Tipp

Frau, 46 Jahre: »Ich hatte ein riesiges Gerstenkorn, das sich durch nichts auflösen wollte. Die Augenärztin sagte, es sei mit konventionellen Mitteln nicht mehr wegzumachen, es müsse operiert werden, da es eingekapselt sei. Ich ließ achtmal *netra tarpana* durchführen, die ayurvedische Augenbehandlung mit *ghee*, bei der man auch Augengymnastik macht. Danach entwickelte ich mein eigenes Verfahren und füllte warmes *ghee* in ein Augenwännchen. Vor dem Schlafengehen hielt ich mein Auge hinein, öffnete das Auge und machte die Augengymnastik. Nach neun Monaten war das Gerstenkorn vollkommen verschwunden.«

Blasenentzündung

Asanas

Bhadrasana – Schmetterling
Beim Schmetterling wird der Beckenboden trainiert. Im alten Indien saßen die Schuster auf diese Weise bei ihrer Arbeit. Man hat festgestellt, dass sie viel weniger Krankheiten im Urogenitalbereich hatten als andere.

Ashvini mudra – Siegel des Pferdes
Die Blase wird besser durchblutet, Beckenmuskeln werden trainiert.

Pranayamas

Yogendra Pranayama IV
Hilft bei Unruhe und Krämpfen. Entspannt den Bauch und das Becken. Eine Hand dabei auf die Blase legen.

Ujjayi-Atmung – siegreiche Atmung
Kühlt und beruhigt. Die Blase ist sehr empfindsam und reagiert auf Stress. Die Atmung hilft, Stress abzubauen und loslassen zu lernen.

Kriyas

- *Jalneti*, Nasenspülung, um ama aus dem Körper zu entfernen.
- *Jivha shodhanam*, Zungenreinigung, um *ama* zu entfernen.
- *Gandusha*, Ölziehen.

Impuls zur Veränderung

Bei der Blasenentzündung wird oft an alten Vorstellungen festgehalten. Die Vergangenheit und manchmal auch alte Beziehungen können noch nicht aufgelöst werden. Häufig tritt die Symptomatik direkt im Anschluss an eine Berührung mit Vergangenem auf. Es ist dann sinnvoll, sich klarzumachen, dass die Vergangenheit vollkommen vorbei ist und uns nur dazu gedient hat, bestimmte Erfahrungen und Erkenntnisse zu sammeln.

Yogaphilosophie
Patanjalis *Yogasutra I.15*: Dann können wir einen Zustand von Gelassenheit erreichen, der frei ist von Verlangen, das aufgrund unserer Sinneswahrnehmung entstanden ist, und frei von Verlangen, das durch Bedürfnisse nach außerordentlichen Erfahrungen geweckt worden ist.

Hier entsteht ein Loslassen und eine größere Unabhängigkeit von äußeren und inneren Einflüssen. Dem Vergangenen muss nun nicht mehr nachgetrauert werden. Leicht und mühelos kann das Alte, das Vergangene und Überlebte, losgelassen werden.

Reflexion

- Versuche, Gegenstände, die dich an die Vergangenheit erinnern und binden, loszulassen. Verschenke sie, löse dich ganz bewusst von der Erinnerung.
- Wenn etwas in einer deiner Beziehungen unversöhnt ist, dann schreibe einen Brief an die betreffende Person, auch wenn sie schon verstorben ist. Der Brief muss nicht abgesendet werden. Alte Verstrickungen binden uns oft an die Vergangenheit.
- Löse dich von einer alten Gewohnheit, z. B. gewohnheitsmäßig schlecht über jemanden zu denken.

Gesunde Routine

- Eine Wärmflasche auf die Blase legen und immer wieder neu heißes Wasser nachfüllen, das hilft meist sehr schnell.
- Stress mildern durch Entspannung, mehrmals am Tag *shavasana*.
- Ein heißes Bad nehmen.

Ernährung und Heilkräuter

- Sattvische Ernährung, eher wenig essen oder fasten.
- Viel Flüssiges essen.

- Granatapfelsaft.
- Kokoswasser, reinigt Blase und Nieren.
- Kürbiskerne knabbern.
- In der Steiermark, wo viel Kürbiskernöl verwendet wird, gibt es viel weniger Prostataleiden als in anderen Gegenden.
- Viel Wasser, Brennnesseltee oder Bärentraubentee trinken.
- Wassermelone.
- Löwenzahnblätter.
- Hoch konzentrierter Petersilientee, mindestens 1 Liter am Tag.
- Zwiebeln wirken antibakteriell.
- Knoblauch stärkt das Immunsystem.
- Cranberry- oder Preiselbeersaft (oder Pulver).

Ayurveda

- Ayurvedisches Wasser, 20 Minuten blubbernd gekocht.
- Kreuzkümmel-Koriander-Fenchel-Tee.
- Aloe vera beruhigt die Entzündung, die durch das erhöhte *pitta*, die Feuerenergie, entstanden ist, und wirkt positiv auf die Blase.
- Kurkuma und Honig, in Wasser verrührt, wirkt antibakteriell.
- *Amla* ist ein natürliches Antioxidans.
- *Triphala* klärt auch den Harnleiter.
- *Neem* und *guduchi* wirken blutreinigend.
- Koriander.
- Besonders wichtig ist die Stärkung des Verdauungsfeuers agni.

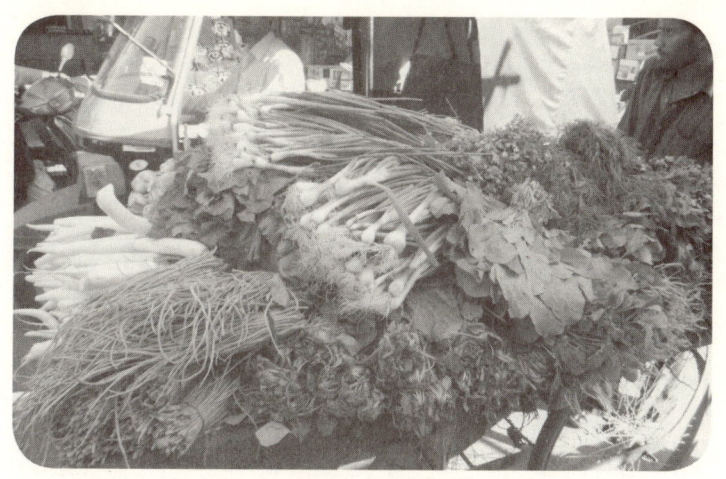

Regionale Kräuter

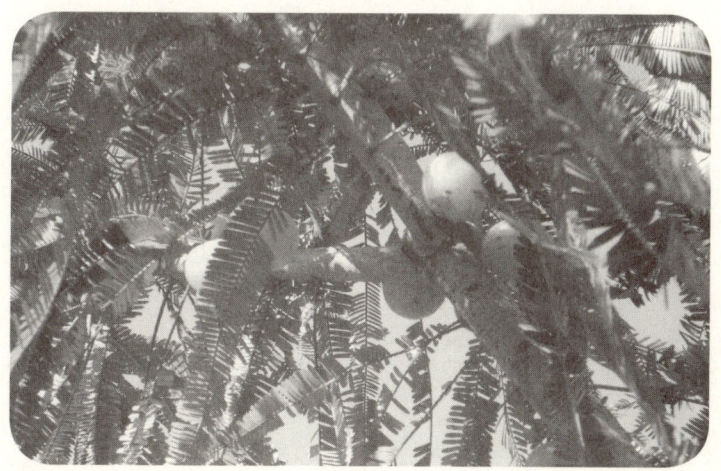

Kokosnüsse

Tipps

Frau, 42 Jahre: »Bei einer Blasenentzündung half nichts aus der Naturheilkunde. Dann machte ich bei meiner Heilpraktikerin einen Test, bei dem als Ergebnis ein bestimmter indischer Blasentee herauskam, Orthosiphon. Dieser Tee half.«

Frau, 30 Jahre: »Mir hat ein *sankalpa*, eine bewusste yogische Absichtserklärung, geholfen: Jetzt reicht's! Da ich bereits laufend Blasenentzündungen hatte, beschloss ich, dass dies meine letzte sein wird. Zusätzlich nahm ich über ein Jahr Cranberrypulver.«

Bluthochdruck (Hypertonie)

Asanas

Bei den Yogahaltungen ist darauf zu achten, dass sich der Mensch mit Bluthochdruck nicht zu sehr anstrengt und nur einfache Übungen zweimal am Tag durchführt. Nicht zu empfehlen sind alle Übungen, die den Blutdruck erhöhen. Dazu gehören vor allem *sharvangasana*, der Schulterstand, *adho mukha shvanasana*, der nach unten blickende Hund, überhaupt alle Umkehrhaltungen, sowie *bhujangasana*, die Kobra.

Yoni mudra – Siegel der Quelle
Bei *yoni mudra* werden symbolisch die Sinne durch die Finger verschlossen, sodass man sich nach innen zurückziehen kann. Daher ist *yoni mudra* eine Übung für *pratyahara,* den Rückzug der Sinne. Sich von den Sinnen zurückzuziehen, ist eine Vorbedingung, um die Gedanken zu beruhigen, da Gedanken besonders stark durch die Reaktion auf Sinneseindrücke ausgelöst werden. Bei Bluthochdruck, der in vielen Fällen durch Stress ausgelöst wird, ist daher eine Beruhigung der Gedanken sehr empfehlenswert.

Yoga mudra – Siegel des Yoga

Yoga mudra ist eine sehr bedeutungsvolle Haltung bei fast allen Krankheiten. Hier wird das Loslassen geübt, das Vertrauen in das Leben. Als Vorwärtsbeuge im Sitzen sorgt sie für Entspannung und löst inneren Stress und Sorgen.

Pranayamas

Sukhasana mit brahmari – Glücksstellung mit Bienenatmung

Die Bienenatmung – auch Hummelatmung genannt – wirkt gegen mentalen Stress und entspannt den ganzen Körper. Sehr empfehlenswert bei Bluthochdruck, kann auch zwischendurch geübt werden, so wie Singen und Summen generell sehr beruhigen können. Beim Verlängern der Ausatmung wird der Parasympathikus angesprochen, der für Entspannung zuständig ist.

Vajrasana mit anuloma viloma – Fersensitz mit Wechselatmung

Anuloma viloma ist eine der besten Techniken, um den Geist und das Nervensystem zu beruhigen. Auch werden dabei die beiden Gehirnhälften ausbalanciert. Sie reinigt die *nadis*, die Energiekanäle, und befreit von Giftstoffen. Sie reduziert Stress und ist damit sehr empfehlenswert für die Senkung des Blutdrucks.

Außerdem:

- *Yogendra pranayama I, II, IV*.
- Yogische Tiefenatmung.
- *Shitali*, ohne den Atem anzuhalten.
- *OM* tönen zur Beruhigung.

Kriyas

Jalneti zum Reinigen der Nase. Die anschließende Gesichtsmassage, *kapalarandhra dhauti*, wirkt sehr entspannend auf den ganzen Körper. Lachen ist der Schlüssel zur Gesundheit und befreit von Anspannung – eine Lachtherapie hingegen ist zu anstrengend.

Impuls zur Veränderung

Die Hypertonie ist ein *rajas*-Zustand. Bei *rajas* mit seinen Eigenschaften wie Überaktivität, Hitze und Stress braucht man sattvische Gedanken, also Gedanken voller Klarheit und Ruhe. Wichtig ist, sich vom Ergebnis der eigenen Handlungen zu lösen. Sich nicht aufzuregen, egal, was geschieht. Ruhe in das Leben zu bringen. Nicht an das Ergebnis einer Arbeit zu denken, sondern an die Handlung selbst und an die Art und Weise, wie die Handlung ausgeführt wird. In einen Zustand des Friedens, der Freude und manchmal auch der Langsamkeit und des Bewusstseins zu kommen. Geduld mit sich selbst zu haben, nichts mehr von sich zu verlangen: einfach zu leben.

Yogaphilosophie
Patanjalis *Yogasutra III.34*: Das Herz ist der Sitz des Bewusstseins.

Hier wird klar, wie wichtig das Herz ist. Im Herzen liegt also das Bewusstsein. Es bedarf einer besonderen Aufmerksamkeit und Fürsorge. Es ist wichtig, die Verbindung zum Herzen aufzunehmen und intensiv zu spüren. Dies geschieht am besten in der Ruhe und Stille.

Reflexion

- Beide Hände auf das Herz legen, hineinspüren, die Verbindung mit dem eigenen Herzen aufnehmen. Beachte *mauna*, Stille, mit geschlossenen Augen für fünf Minuten am Tag.

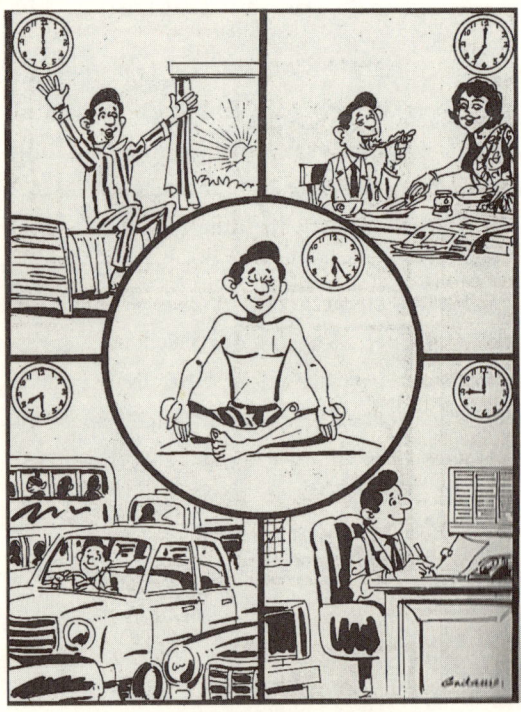

Gesunde Routine

Gesunde Routine

- Naturspaziergänge, wenn möglich, zweimal am Tag, machen und sich auf alles, was grün ist, konzentrieren, denn grün beruhigt.
- Dreimal am Tag für jeweils 20 Minuten entspannen in einer bequemen Entspannungshaltung, die Freude macht, und dabei ein Augenkissen benutzen. Dies fördert *pratyahara*, den Rückzug von allen Äußerlichkeiten. Nach einer stressigen Situation hilft es, ganz bewusst eine Entspannungshaltung für zehn Minuten durchzuführen, um schnell wieder in einen ruhigen Zustand zu kommen.
- Wer möchte, kann sich ein Bild von einem Menschen aufhängen, der eine beruhigende Wirkung hat – ein Heiliger oder ein Verwandter –, und es mehrmals am Tag betrachten.
- Gartenarbeit erdet, verwurzelt und beruhigt. Auch das Streicheln eines Haustieres kann beruhigend und blutdrucksenkend wirken, sogar das Streicheln eines Stofftieres.
- *Rudraksha*, das ist eine Frucht des Baumes von Shiva, kann als Schmuck getragen werden, das wirkt blutdrucksenkend. Oder am Abend eine *rudraksha*-Perle in Wasser einlegen und das Wasser am nächsten Morgen trinken.

Ernährung und Heilkräuter

- Um dem Körper wieder einen normalen Blutdruck zu ermöglichen, ist es am wichtigsten, zuerst für vier bis sechs Wochen salzhaltiges, schweres und scharfes Essen, gebratene und fettige Speisen sowie Kaffee und Alkohol zu meiden.

- Nach dieser Kur hilft es, die Ernährung hauptsächlich auf Getreide, Gemüse, Salate und Früchte umzustellen. Kalt gepresstes Öl für Salate und zum Kochen gereinigtes Butterschmalz, *ghee*, sind Fette, die vom Körper gut verwertet werden können. Salz kann übrigens hervorragend durch andere Gewürze, zum Beispiel Liebstöckel, ersetzt werden.
- Außerdem unterstützen kühlende Nahrungsmittel bei der *pitta*-Hypertonie den Heilungsprozess: z. B. Spargel, Pilze, Stangensellerie, Gurken, Brokkoli, Zucchini oder Kohl.
- Knoblauch hat neben seiner gefäßerweiternden auch eine blutdrucksenkende Eigenschaft. In Indien wird eine Paste aus Ingwer, Knoblauch, frischen Korianderblättern und Meersalz zubereitet und zum Würzen in der täglichen Küche verwendet.

Ayurveda

- *Arjuna* wirkt kardiotonisch und blutdrucksenkend.
- *Kurkuma*.
- *Brahmi* wirkt hirntonisch und beruhigend.
- *Triphala*.
- *Shirodhanga* mit Rosenöl.
- Einmal pro Wochen *abhyanga* geben lassen
- Die Füße mit *brahmi-ghee* vor dem Schlafen einmassieren.

Tipp

Mann, 55 Jahre: »Ich litt unter Bluthochdruck und las im Yogabuch des Yoga-Instituts ›Yoga für Herzkranke‹, dass man jeden Tag 45 Minuten gehen soll. Ich folgte dieser Instruktion, bis der Bluthochdruck verschwunden war. Heute habe ich einen Hund, der mir zugelaufen ist, und genieße jeden Tag diesen Spaziergang.«

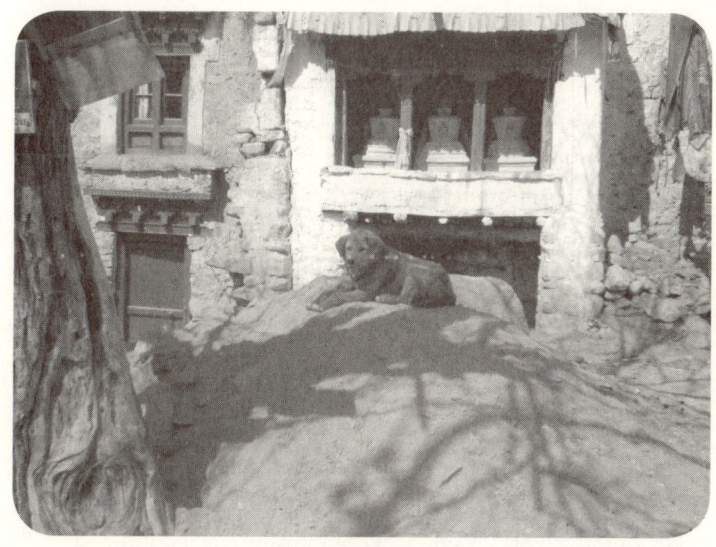

Hund in Ladakh

Chronische Müdigkeit

Asanas

Bei der chronischen Müdigkeit hilft es wenig, *asanas* in der üblichen Weise auszuführen, da körperliche Betätigung zu noch mehr Müdigkeit und Erschöpfung führen kann. Alternativ können Entspannungshaltungen und Visualisationen der *asanas* geübt werden.

Die Erde umarmen
Sich bei der Haltung ganz der liebevollen Akzeptanz der Erde hingeben. Die Kraft der Erde in sich aufnehmen und aus ihr schöpfen. Alles, was ermüdet, in die Erde hineinsinken lassen. Die Übung entspannt und stärkt, baut erschöpfte Kräfte wieder auf.

Visualisation von *virabhadrasana* – Visualisation der Heldenstellung
Sich bequem hinlegen oder hinsetzen, die Augen schließen und sich vorstellen, wie man die Stellung des Helden ausführt. Auch das bloße Vorstellen der Haltung entfaltet schon eine Wirkung.

Der Held entwickelt den Mut, sein eigenes Leben zu leben und sein ganzes Potenzial zu ergreifen.

Pranayamas

Surya bhedana – die Sonnenatmung
Bei der Sonnenatmung wird die männliche, aktive Seite gestärkt. Kräftigt den Atemfluss und stärkt das *prana,* sodass es wieder fließen kann. Belebt und wirkt gegen Müdigkeit.

Yogische Tiefenatmung
Der Atem kann wieder Tiefe erhalten und den ganzen Körper mit *prana* versorgen. Hilft gegen Müdigkeit.

Kriyas

- *Jalneti*, Nasenspülung, mit kaltem Wasser, jeden Tag zweimal.
- *Jivha shodhanam*, Zungenreinigung.
- *Gandusha*, Ölziehen.
- *Shankaprakshalana*, Darmreinigung, kann sehr hilfreich sein. Wenn die Gifte und Belastungen weg sind, kann die Lebensenergie wieder fließen.

Impuls zur Veränderung

Es fehlt an Kraft und Begeisterung für das Leben. Der einmal eingeschlagene Weg kann so nicht weitergeführt werden. Vielleicht besteht die Angst, man selbst zu sein und sich seiner eigenen Stärke

bewusst zu werden. Wenn jetzt die Verbindung mit dem inneren Wesenskern aufgenommen und vertieft wird, kann sich die eingesperrte
Kraft aufrichten und nach außen treten. Dann wird das Leben wieder
sinnvoll und die Lebensenergie, das *prana,* kann wieder fließen.

Yogaphilosophie
**Patanjalis *Yogasutra III.24*: Bei der Konzentration auf einen
Elefanten erreicht man dessen Kraft.**

Hier wird darauf hingewiesen, dass die eigene Kraft so stark werden kann wie die eines Elefanten, der stärker und schneller ist als
andere Wesen, sobald man sich darauf konzentriert. Weder sollte
man sich Sorgen um die Zukunft machen, die einen nur ermüden
würden, noch braucht man von anderen Menschen abhängig zu
sein. Es gibt den ureigenen Wert, tief im Selbst angelegt, den es gilt
anzuerkennen und ins Leben zu bringen. So kann ein eigenes, in-
dividuelles Leben aus dem Bewusstsein entstehen, das sich durch
Kraft und Enthusiasmus auszeichnet. Enthusiasmus bedeutet immer Gesundheit und Energie.

Reflexion
- Der Elefant ist ein Bild für Kraft. Konzentriere dich, sooft du
  daran denkst, auf den Elefanten und seine Kraft oder auf ein
  anderes Modell, das für dich Kraft symbolisiert.
- Treffe dich mit einem Menschen, dessen Lebenskraft dir impo-
  niert. Lass dich von ihm anregen.
- Tritt in eine starke Kommunikation mit dir selbst ein und überlege dir, was du wirklich möchtest. Was begeistert dich? Visuali-

siere ein Leben nach deiner Vorstellung. Denke nicht daran, was andere dazu sagen werden. Die wichtigste Verantwortung hat man gegenüber sich selbst.

Gesunde Routine

- Ruhen, entspannen.
- Bewegung an der frischen Luft.

Ernährung und Heilkräuter

- Sattvische Ernährung.
- Grüne Smoothies.
- Afa-Klamath-Algen.
- Grüner Tee hemmt das Wachstum von Viren.
- Ginseng wirkt stärkend.

Ayurveda

- *Brahmi*-Tee trinken.
- *Marma*-Massage.
- *Urdvarta*-Massage mit Kräuterstempeln, da sowohl *vata* als auch *kapha* aus der Balance sind.
- *Panchakarma*-Kur zur Entgiftung und Kräftigung.
- *Ashvagandha* gegen Müdigkeit, fördert die muskulären und neurologischen Funktionen und das Immunsystem.
- *Shatavari* stärkt das Immunsystem.
- *Cyavanaprasha* wirkt tonisierend, verjüngend und stärkend.

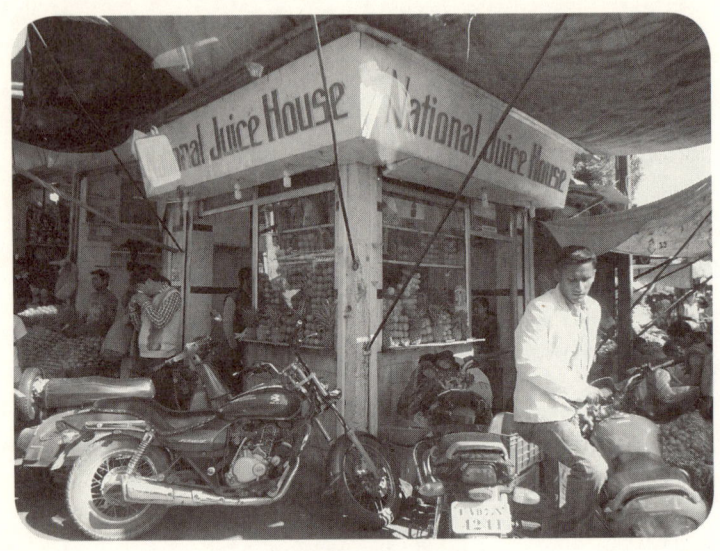

Frisch gepresste Obstsäfte

Tipp

Eine Schülerin von Brandon Bays (Begründerin der Methode »The Journey«, bei der man sich auf eine innere Reise begibt, um belastenden Themen und Problemen auf den Grund zu gehen) litt an chronischer Müdigkeit. Nach einer Journey war sie von dieser Krankheit befreit.

Depression

Asanas

Paschimottanasana – **Vorwärtsbeuge mit dem Rücken nach Westen**

Paschimottanasana wirkt beruhigend auf den Geist und die Nerven, daher ist es besonders effektiv bei einer Depression, die mit Unruhe und Rastlosigkeit einhergeht. Traditionell ist *Paschimottanasana* eine Gebetshaltung, die die Hingabe fördert, sodass sich der innere Widerstand langsam lösen kann. Besonders in der Depression, aber auch bei allen anderen Krankheiten oder Süchten, ist es ein erster Schritt, sich selbst in dieser Situation zu akzeptieren. Hört der Widerstand auf, entsteht Raum für Selbstempathie und damit für Heilung.

Virabhadrasana – **Held**

Durch die Stellung des Helden findet eine Erdung statt, es entsteht sowohl körperliches als auch geistiges Gleichgewicht. Das Selbstvertrauen, die Willenskraft und der Glaube an sich selbst werden geweckt und gestärkt. Der diffuse Nebel der Depression lichtet sich, und es wird klar, welchen Weg man gehen möchte. Und man findet die Kraft, ihn auch wirklich zu gehen: Alles, was ich beginne, wird mir gelingen.

Pranayamas

Anuloma viloma – **Wechselatmung**
Die Wechselatmung reinigt die *nadis*, die Energiekanäle, die bei der Depression blockiert sind. Dann kann wertvolle Lebensenergie wieder fließen.

Yogische Tiefenatmung
Die Versorgung mit Sauerstoff wird gefördert. Kann mehrmals am Tag für jeweils fünf Minuten geübt werden. Beruhigt den Geist. Toxine verlassen den Körper.

Kriyas

- *Jalneti*, Nasenspülung, gegen den schweren Kopf am Morgen, bei Depression mit kaltem Wasser, Zimmertemperatur.
- *Jivha shodhanam*, Zungenreinigung.
- *Gandusha*, Ölziehen, entzieht Giftstoffe aus dem Körper.
- *Kapalarandhra dhauti*, Gesichtsmassage, gegen Verspannungen im Gesichts- und Kieferbereich.
- *Shankaprakshalana*, Darmreinigung, hilft, auch emotionale Toxine auszuscheiden und vergangene Themen loszulassen.
- Jedes Lachen ist ein direkter Erfolg.

Impuls zur Veränderung

Wer in *mudha* ist, dem Zustand der Niedergedrücktheit, Dumpfheit und Trägheit, sollte, wenn möglich, in irgendeine Form der Handlung und Aktivität kommen. Selbst kleine Dinge wären hier sinnvoll, ein kleiner Spaziergang, einen Tee kochen, einen Freund anrufen. Wichtig ist, wieder in den Augenblick zu kommen, die Verhaftung an die Vergangenheit (zum Teil durch Grübeln) und die Verhaftung an die Zukunft (zum Teil durch Abgleiten in Fantasien und Tagträume) loszulassen. Was kann jetzt, in diesem Moment wieder Freude machen? Was kann jetzt, in diesem Moment eine Veränderung des Zustandes einleiten?

Oft sind es *samskaras*, Eindrücke aus der Vergangenheit, die noch nicht aufgelöst sind und, im Unterbewusstsein verborgen, die wertvolle Lebensenergie blockieren. Allein findet man sie oft nicht und lebt jahrelang unbewusst und unfrei – gebunden an Verhaltensweisen, die sich wiederholen, da sie auf unbewussten Gedankenmustern aufgrund von vergangenen Eindrücken basieren. Daher ist es essenziell, diese Muster aufzuspüren und sie dann zu verwandeln.

Yogaphilosophie

Patanjalis Yogasutra I.31: **Ein Gefühl von innerer Enge, von tiefer Niedergeschlagenheit, eine Störung des harmonischen Gleichgewichtes körperlicher Funktionen oder die Unmöglichkeit, den Atem ruhig zu führen, gehen einher mit einem Geist, der in Probleme verwickelt ist.**

Besonders im Zustand von *mudha* ist der Geist in Probleme verstrickt. Dann leidet der Mensch sehr unter einer schmerzhaften Verengung, die ihm jede Freude am Leben unmöglich werden lässt. Daher ist es von größter Bedeutung, den Geist zunächst einmal von *mudha* in die Aktivität zu führen und dann in eine innere Ruhe. Im Grunde genommen sind alle Techniken des Yoga wie dafür geschaffen, dieses Krankheitsbild zu verbessern und aufzulösen. Ist der Geist ruhiger geworden, wird auch der Atem gleichmäßig und tief, das Gefühl der Enge und Niedergeschlagenheit weicht dem Vertrauen ins Leben und der offenen Weite. Der Geist wird dadurch zur Ruhe gebracht, dass die Gedanken zunächst ins Positive, ins *sattva,* geleitet werden. Wenn dann alle Gedanken diese positive Qualität erreicht haben, werden sie völlig losgelassen. Grübeleien, Sorgen, Fantasien lösen sich auf und schaffen Raum für die Gegenwart.

Reflexion

- Gehe vor einen Spiegel und wiederhole hundertmal: »Ich liebe dich wirklich sehr«.
- Übe *pratipaksha bhavana* (Seite 301).
- Schreibe jeden Tag fünf positive Erlebnisse in ein Tagebuch. Das kann etwas sehr Kleines sein, z. B.: Heute habe ich geatmet, einen Tee getrunken, das Waschbecken geputzt, mit meinem Nachbarn geredet.
- Umgib dich mit Farben, die dir sehr gut gefallen. Sei mutig! Make a colour statement!

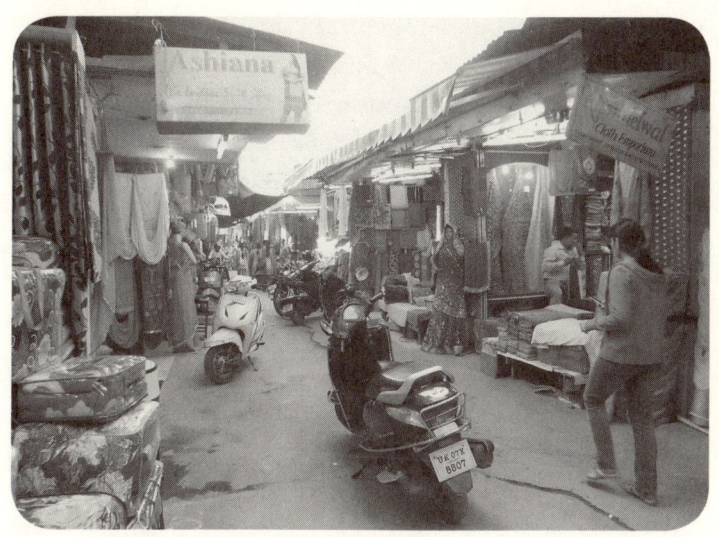

Die Vielfalt der Farben

Gesunde Routine

- *Karma Yoga* bedeutet, immer eine kleine Beschäftigung zu haben, z. B. zu stricken, zu putzen usw., damit der Geist nicht ins Leere abdriften kann. Empty mind is the devil's workshop!, so heißt es in Indien, ein leerer Geist ist die Werkstatt des Teufels.
- Das kann man ganz klar sehen, wenn Menschen arbeitslos werden. Dann werden sie oft depressiv. Beim Übergang zur Rente sterben leider manche Menschen, weil die Tatenlosigkeit viel Raum für unangenehme Gedanken lässt. Beim *karma Yoga* macht man sich in irgendeiner Form nützlich und beschäftigt sich, sodass die Gedanken dadurch im Zaum gehalten werden.

- Abgesehen vom *karma Yoga* hat Dr. Jayadeva sehr zu Gartenarbeit und zum Spielen von Musikinstrumenten geraten. Dadurch können die Emotionen kanalisiert werden. Wer keinen Garten hat, kann sich schöne Pflanzen auf das Fensterbrett stellen und sie gießen, pflegen, sie beobachten. Und wer sich sehr allein fühlt, kann auch mit ihnen sprechen. Auch die Pflanze freut sich über die freundlichen Worte und blüht umso mehr.

Ernährung und Heilkräuter

- Weil bei der Depression besonders die Eigenschaft *tamas* dominiert, sollte die Ernährung sattvischen Ursprungs sein. Das heißt, dass das Essen möglichst kurze Zeit nach der Ernte zubereitet werden soll. Je frischer das Essen ist, je mehr *prana*, Lebensenergie, es enthält, umso besser ist es.
- Fresh food – fresh mind!
- Frisch ausgepresste Säfte mit grünen Wildkräutern.
- Frische Salate und frisches Gemüse.
- Johanniskrauttee trinken.
- Baldrian.
- Vitamine B, B_{12} und Vitamin E.

Ayurveda

- *Brahmi-ghee* abends vor dem Schlafen in jedes Nasenloch geben.
- *Brahmi* beruhigt das Nervensystem.
- Die Fußsohlen und den Kopf entweder mit warmem Sesamöl oder mit *brahmi*-Öl einmassieren.

- *Abhyanga*, Selbstmassage, täglich, das Beste für das Nervensystem.
- *Shirodhara* wirkt bei Erkrankungen des Nervensystems.
- *Cyavanaprasha* tonisiert und stärkt.

Ein Yogi spricht: Dr. Jayadeva Yogendra

»*Alle* Krankheiten – körperlich wie psychisch – haben ihren letztendlichen Ursprung in einem Ungleichgewicht zwischen der körperlichen, geistigen und spirituellen Ebene. Sie sind eng verbunden mit der Art, wie wir das Leben verstehen, und den Mustern, die wir bilden und vertiefen. Je materialistischer (im weitesten Sinne des Wortes) die Werte sind, die wir pflegen, desto mehr setzen wir uns Schmerz, Leid und Krankheit aus. Der dauernde Kampf, um unsere Wünsche und Träume zu befriedigen, lässt uns nicht zur Ruhe kommen. Unsere ständig überstrapazierten Nerven machen uns körperlich und geistig unruhig und schwach und öffnen den schlechten Einflüssen von Leidenschaften und Emotionen Tür und Tor.

Ab und zu ein paar Yogaübungen zu machen ist gut, aber noch nicht genug. Es müssen tägliche Gewohnheiten hinzukommen, zum Beispiel Yoga-Atemübungen, innere und äußere Hygiene und kleine, gesunde Dinge wie Morgensonne, Verdauungsspaziergänge, genügend Bewegung usw. Ebenso wichtig ist reines, gesundes Essen in maßvoller Menge. Hinzu kommen sollten Übungen wie *sukhasana*. Wichtig sind auch Entspannungsübungen wie *shavasana*. Das Allerwichtigste ist aber der Geist, in dem all dies ausgeführt wird.

Die Außenwelt ist für manche Menschen bedrohlich oder besorgniserregend. Sie sehen Gefahren, Ungerechtigkeiten, Schwierigkeiten, Unvollkommenheiten und alle möglichen Probleme.

Die Philosophie des Yoga sagt uns, dass die äußeren Dinge letztendlich neutral und nicht die wirkliche Ursache unseres Leidens ist. Die Außenwelt ist ein Produkt bestimmter inhärenter materieller Kräfte, der drei *gunas* genannten Kräfte. Wie in einem Spielzeugkaleidoskop werden durch ständig wechselnde Kombinationen dieser drei Kräfte die verschiedenartigsten Muster gebildet. Die einen lassen sich von diesen Mustern völlig vereinnahmen; die anderen durchblicken den Mechanismus und sind bald gelangweilt, sodass sie sich Wichtigerem zuwenden können. Die Art, wie wir uns auf diese bunten Muster einlassen, entscheidet darüber, welche Gefühle und Verhaftungen in uns entstehen.

Die einen sind sehr stark verhaftet und leiden entsprechend. Die anderen hingegen halten inneren Abstand und lassen sich nicht so leicht verwickeln und mitreißen. Wir sollten nicht daran denken, wie groß unsere Probleme sind. Vielmehr sollten wir uns Gedanken machen, wie stark unsere Identifizierung mit diesen Problemen ist. Ein Außenstehender mag nämlich finden, dass überhaupt keine Probleme oder Anlässe zur Angst vorhanden sind.«

Diabetes

Richtige Essgewohnheiten, Reduzierung von Übergewicht, Reduzierung von Stress und körperliche Übungen helfen, den Blutzuckerspiegel zu stabilisieren. Die Nebenwirkungen von Diabetes I, bei dem Insulin täglich eingenommen werden muss, können erheblich abgemildert werden. Diabetes II, der sogenannte Altersdiabetes, der aber heutzutage auch bei jüngeren Menschen auftritt, kann so balanciert werden, dass keine Schwierigkeiten mehr entstehen. Diabetes I kann auch durch Traumata oder Infektionen ausgelöst werden.

Asanas

Ardha matsyendrasana – halber Drehsitz
Reinigt und verjüngt. Der Bauch und die inneren Organe erhalten eine tiefe innere Massage, Giftstoffe werden ausgeschieden, die Verdauung wird stimuliert, und die Organe werden mit frischem Blut versorgt. Das Adrenalin wird reguliert, Pankreas, Nieren, Bauch, Darm, Leber und Galle werden massiert. Unterstützt die Bauchspeicheldrüse dabei, sich zu erholen.

Paschimottanasana – **Vorwärtsbeuge mit dem Rücken nach Westen**
Stimuliert alle Verdauungs- und Unterleibsorgane, besonders Leber, Niere und Bauchspeicheldrüse. Daher besonders gut bei Diabetes.

Pranayamas

Yogendra Pranayama IV mit Visualisation der Bauchspeicheldrüse
Sich dabei die Bauchspeicheldrüse gut funktionierend vorstellen. Kann einen positiven Effekt auf den Blutzuckerspiegel ausüben.

Anuloma viloma – **Wechselatmung**
Hier sehr gut, da stressreduzierend, was besonders bei Diabetes II den Blutzuckerspiegel regulieren helfen kann.

Kriyas

- *Jalneti*, Nasenspülung, um ama, Giftstoffe, aus dem Körper zu entfernen.
- *Jivha shodhanam*, Zungenreinigung, um ama zu entfernen
- *Gandusha*, Ölziehen.
- *Shankaprakshalana*, Darmreinigung, reinigt und vitalisiert den Verdauungstrakt. Auch hat es eine Reflexwirkung auf den Hypothalamus, beeinflusst emotionale Prozesse und mildert Stress ab.
- *Nauli*, Bauchnabelübung.

Impuls zur Veränderung

Bei Diabetes ist es ein besonderes Thema, Liebe annehmen und sie hereinlassen zu können. Bei der Liebe ist kein kritisches Denken gefragt, sondern es gilt, aus dem Herzen heraus zu fühlen. Die Süße, die das Leben scheinbar verloren hat, kommt wieder durch die Liebe, die man fühlt und geben kann. Besonders die Liebe zu sich selbst. Wer die Liebe nicht fühlen kann, wird leicht sauer, und dies führt in die Übersäuerung. Daher ist es gut, die Süße eines jeden Tages durch Liebe und Dankbarkeit zu würdigen.

Yogaphilosophie

Patanjalis Yogasutra II.42: **Tiefe Zufriedenheit lässt uns grenzenloses Glück erfahren.**

Santosha ist die Zufriedenheit mit dem, was von allein auf einen zukommt. Dies ist sehr wesentlich, dass die Dinge von allein auf uns zukommen im Gegensatz zu den Dingen, denen wir krampfhaft hinterherrennen, um sie haben zu können. *Santosha* ist wohl einer der wichtigsten Hinweise Patanjalis zum Gücklichsein. Wer diese Zufriedenheit in sich entwickeln kann, ist König und Königin im eigenen Reich. Die verloren geglaubte Süße kann nun wieder im Leben Einzug halten.

> Froh zu sein bedarf es wenig,
> und wer froh ist, ist ein König.
> *Altes Lied*

Reflexion

- Schreibe jeden Tag fünf positive Erlebnisse in ein Tagebuch. Es kann auch etwas Kleines sein wie »Habe Tee getrunken, habe geatmet, habe die Treppe gefegt« etc.

- Beobachte ganz genau, was von allein auf dich zukommt. Es können auch kleine Dinge sein, wie Sätze, die jemand sagt, ein kleines Geschenk, ein schöner Vogel, den man beobachten kann usw. Versuche, innerlich dafür dankbar zu sein. Für alles, was dir gegeben wird.

- Kreiere dir eine Danke-Stelle in deiner Wohnung oder im Garten. Ein Ort, zu dem du jeden Tag hingehen kannst, um dich zu bedanken. Es kann ein kleiner Altar sein oder einfach eine Stelle draußen, ein Baum, den du umarmen kannst usw. Dankbarkeit und Liebe haben von allen Gefühlen die höchste Schwingung, und man fühlt sich sofort gut, wenn man versucht, diese zu fühlen. Ein kleines Training ist sehr effektiv.

Gesunde Routine

- Ruhen, entspannen, loslassen.
- Regelmäßige *asana*-Praxis ist wichtig.
- Sehr strukturierter Lebensalltag, sodass Stress vermindert wird, denn Adrenalin erhöht den Blutzucker.
- Schlaf erhöhen, das hält den Blutzucker unter Kontrolle.

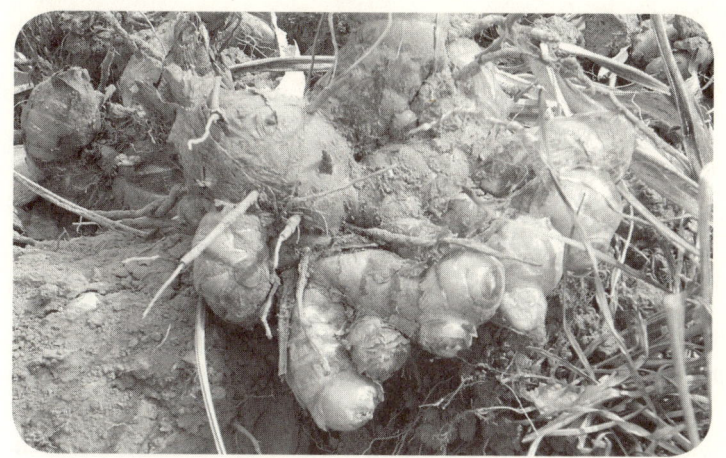

Ingwerknollen

Ernährung und Heilkräuter

- Sattvische Ernährung.
- Wenig Frittiertes und wenig Süßes.
- *Karela*, indische Bittergurke.
- Ingwerwasser trinken, um die Extremitäten aufzuwärmen.
- *Ginseng* stärkt den Körper.

Ayurveda

- Zimt ist blutdrucksenkend.
- *Kurkuma* senkt Cholesterin, Blutfette und Blutzucker, ist entgiftend, leberstärkend, immunstärkend.

- Bockshornklee.
- Ingwer ist sehr gut für die Durchblutung.
- Knoblauch stärkt das Immunsystem.
- Basilikum, Langer Pfeffer.
- *Tulsi.*
- Heißwasserkur.

Ein Yogi spricht: Dr. Jayadeva Yogendra

Santosha – Zufriedenheit

»Zufriedenheit beinhaltet die Abwesenheit vom Wunsch nach Besitz, der über die Notwendigkeit, sein Leben aufrechtzuerhalten, hinausgeht. Zufriedenheit mit dem, was von allein kommt. In diesem Zusammenhang wird gesagt: Aus der Zufriedenheit entsteht unübertroffenes Glück (*Yogasutra II.42).*

Im *Mahabharata* wird die Zufriedenheit als der höchste Himmel bezeichnet (*Mahabharata XII.21.2*).

Das Glück, das man hier auf Erden durch den Genuss von begehrenswerten Objekten oder auch von himmlischen Freuden erhalten kann, ist noch nicht einmal ein Sechzehntel so viel wie das Glück, das durch das Weichen von Wünschen verursacht wird. *Santosha* meint eine spirituelle Zufriedenheit, einhergehend mit Vertrauen in Gott, im Gegensatz zu einer Zufriedenheit, die durch äußere, sich verändernde Objekte entsteht.

Zufriedenheit ist die Freiheit von Wünschen. In einer alten yogischen Schrift heißt es über das *Yogasutra II.42*: »Die Freude, die in der Zufriedenheit liegt, resultiert nicht aus einem Wunsch nach sinnlichen Objekten. Tatsächlich ist es das Etablieren des Bewusstseins in seiner eigenen, völlig ausgeglichenen Natur, welches Freude ist und spontan ausbricht, wenn die Wünsche reduziert werden. Diese Freude an der inneren Ruhe hängt nicht mehr von Objekten ab.«

Durch das Vertrauen in die Spiritualität (in das spirituelle Bewusstsein im eigenen Inneren) fühlt man sich weniger zu den Dingen hingezogen. Das ist nicht etwa Einbildung, sondern es handelt sich hier um ein tiefes inneres Gefühl, das mit innerer Gewissheit einhergeht. Wenn Gott bei mir ist, wer ist dann gegen mich, alles liegt in mir selbst. So entsteht eine innere Haltung, die aus Selbstvertrauen, nicht aus Schwäche, geboren ist.«

Aus: *Yoga and total Health,* hrsg. vom Yoga Institute,
Mumbai, Januar 2011.

Durchfall

Asanas

Pavanmuktasana – **Winderleichterungshaltung**
Die Verdauungsorgane werden massiert. Am besten vor dem Essen üben.

Vajrasana – **Fersensitz**
Nach dem Essen für einige Zeit im Fersensitz verweilen. Hilft sogar, Steine zu verdauen, nach der indischen Weisheit.

Pranayamas

Yogendra Pranayama IV
Hilft bei Unruhe und Krämpfen. Entspannt den Bauch und das Becken. Hände dabei auf den Bauch legen und sich vorstellen, dass das Essen optimal verdaut werden kann.

Shitali – kühlender Atem

Das *agni*, Verdauungsfeuer, ist beim Durchfall zu stark. Alles fällt durch. Die Atemübung hilft, zu kühlen und das *agni* wieder in Balance zu bringen.

Kriyas

- *Jalneti*, Nasenspülung, um ama, Giftstoffe, aus dem Körper zu entfernen.
- *Jivha shodhanam*, Zungenreinigung, um ama zu entfernen.
- *Gandusha*, Ölziehen.
- *Shankaprakshalana*, Darmreinigung, reinigt und vitalisiert den Verdauungstrakt. Auch hat es eine Reflexwirkung auf den Hypothalamus, beeinflusst emotionale Prozesse und mildert Stress ab. Auch Amöben können dadurch beseitigt werden.
- *Nauli*, Bauchnabelübung.

Impuls zur Veränderung

Der Dünndarm verdaut stoffliche Eindrücke. Beim Durchfall werden die Eindrücke aufgenommen und fallen unverdaut durch den Körper hindurch. Dahinter steht die existenzielle Angst, nicht genug herauszuholen und verwerten zu können.

Yogaphilosophie

Patanjalis *Yogasutra III.40*: Wird *samana* gemeistert, kann das Gefühl von starker Hitze erfahren werden.

Wird *samana* – die ausgleichende Kraft, die von außen zur Mitte fließt und die Verarbeitung von Nahrung und von Eindrücken auf der geistigen Ebene unterstützt – angeregt, so nimmt das Gefühl von Wärme zu. In der Nabelgegend befindet sich die Kraft, die für die Verdauung verantwortlich ist. Im Geist befindet sich die Kraft, Eindrücke zu verdauen und das, was geschieht, in einer positiven Weise zu verarbeiten. Alle neuen Erfahrungen können aufgenommen und verdaut werden.

Reflexion

- Gewinne Abstand zu den Ereignissen und Eindrücken, indem du zweimal am Tag *anitya bhavana* übst (Seite 300).
- Wenn du Nahrung aufnimmst, visualisiere, dass sie in deinen Magen gelangt, dort aufgenommen wird und anschließend in deinem Darm verdaut wird und dich optimal mit Nährstoffen versorgt.
- Entspanne dreimal am Tag für mindestens zehn Minuten in *shavasana*.

Gesunde Routine

- Eine Wärmflasche auf den Bauch legen, besonders nach dem Essen.
- Ruhen, entspannen, loslassen.
- Ein heilendes Bad nehmen.
- Ernährung und Heilkräuter.
- Sattvische Ernährung, eher wenig essen oder fasten.
- Viel Flüssiges essen und trinken.

- Karottensuppe.
- Granatapfelsaft.
- Kokoswasser, bindet den Stuhl und ersetzt die verlorene Flüssigkeit, besser als jede Elektrolytlösung.
- Bananen enthalten Pektin und fördern das Wachstum von aufbauenden Bakterien.
- Knoblauch wirkt als mildes Antibiotikum.

Ayurveda

- *Triphala* in der richtigen Menge einnehmen.
- Ein kleines Stück frischen Ingwer mit Salz bestreuen und jaggery, ayurvedischen Rohrzucker, vor den Mahlzeiten einnehmen.
- *Kurkuma*, in Wasser aufgelöst, ist sehr gut gegen die Infektion, ist ein Antiseptikum des Darmes, stimuliert und tonisiert den Magen.
- *Kitchari*, eine Mahlzeit aus Reis und Mungdal – das Beste, was es gibt bei Durchfall!

Ekzem

Da das *agni* meist schwach ist, sind die *asanas* hier dazu da, das Verdauungsfeuer zu stärken und die Verdauung anzukurbeln. Besonders empfehlenswert sind daher alle *asanas* gegen Verstopfung und für eine gute Verdauung, siehe *asanas* bei Verstopfung (Seite 253). Da auch die Leber oft betroffen ist, sind auch alle *asanas*, die die Leber stimulieren, zu empfehlen.

Asanas

Uttanasana – Vorwärtsbeuge
Die Vorwärtsbeuge wirkt beruhigend. Immer wieder geht es darum, das sensible Nervensystem zu beruhigen. Auch mehrmals am Tag beruhigende und entspannende *asanas* machen.

Viparita karani – der umgekehrte See
Die Umkehrstellungen helfen bei der Durchblutung, die bei allen Hautkrankheiten gefördert werden sollte. Eine gute Durchblutung sorgt für mehr Sauerstoffzufuhr der Haut.

Pranayamas

Anuloma viloma – Wechselatmung
Die Wechselatmung beruhigt das Nervensystem. Sie kann jeden Tag mehrmals und auch für längere Zeit, 20 bis 30 Minunten, durchgeführt werden. Fördert auch die Versorgung mit Sauerstoff.

Yogische Tiefenatmung
Die Versorgung mit Sauerstoff wird gefördert, kann mehrmals am Tag für jeweils fünf Minuten geübt werden. Beruhigt den Geist. Toxine verlassen den Körper.

Kriyas

- *Jalneti*, Nasenspülung, um ama, Toxine, aus dem Körper zu entfernen.
- *Jivha shodhanam*, Zungenreinigung, um ama zu entfernen.
- *Gandusha*, Ölziehen, besonders bei Aphten und Zahnfleischentzündungen.
- *Shankaprakshalana*, Darmreinigung, ganz besonders wichtig zur Entgiftung von Schlacken und Darmpilzen, die häufig das Ekzem mitverursachen.
- *Nauli*, Bauchnabelübung, stärkt Bauch und Darm, die Organe im Unterleib, wirkt aktivierend und regulierend auf das gesamte Verdauungssystem.

Impuls zur Veränderung

Die Haut ist unsere Grenze zwischen innen und außen. Sie zeigt, was sich durch sie Seelisches ausdrücken möchte. Oft zeigt sich, dass eine Grenze nicht wahrgenommen oder übertreten wurde, und so schlägt die Haut aus.

Yogaphilosophie

Patanjalis *Yogasutra II.35:* Wer die Gewaltfreiheit stark gefestigt hat, in dessen Gegenwart wird jede Feindseligkeit aufgegeben.

Je gewaltloser ein Mensch handelt, umso mehr werden andere Menschen in seiner Gegenwart liebevolle Gefühle entwickeln. Gewaltlosigkeit in Gedanken, Worten und Taten ist die Essenz der Yogaphilosophie. Wichtig ist, die eigene Grenze wahrzunehmen. Wie weit kann ich gehen, und fühle ich mich dabei noch wohl? Wie weit kann ich andere gehen lassen, und fühle ich mich dabei noch wohl? So ist es von höchster Bedeutung, liebevoll über sich selbst zu denken und zu sprechen. Und sich eine liebevolle Umgebung zu erschaffen mit Menschen, die einfühlend sind und den Selbstausdruck und die Autonomie der anderen respektieren.

Reflexion

- Wenn ein anderer Mensch etwas sagt oder tut, was deine Grenze überschreitet, dann sage es ihm. Sorge dafür, dass deine Grenze beachtet wird. Dann kannst du dich in deiner Haut wohlfühlen.

- Lege dich mehrfach am Tag in *shavasana* und versuche, nichts von dir zu verlangen. Nur da sein und in den Moment eintauchen, das genügt.
- Überlege dir, was du brauchst, um in eine Harmonie mit Innen und Außen zu kommen. Suche dir Unterstützung in Gesprächen.

Gesunde Routine

- Morgens Wasser mit Zitronensaft trinken zur Leberentgiftung. Die beste Leberentgiftung ist, am Abend Wasser mit Honig zu trinken oder einen Leberwickel zu machen nach dem Mittagessen.
- Regelmäßig essen, schlafen und entspannen.
- Tagebuch führen.

Ernährung und Heilkräuter

- Sattvische Ernährung, je nach Qualität der Hauterkrankung, manchmal ist mehr *vata* erhöht, manchmal *kapha* oder *pitta*.
- Scharfe Speisen können die Symptome verschlimmern.
- Auch Süßigkeiten können die Symptome verschlimmern.
- Sehr zu empfehlen sind frisch ausgepresste Säfte, besonders Karotte und Gurke und auch grüne Smoothies – dazu werden frische Früchte einerseits und frische Wildkräuter oder grünes Blattgemüse (Spinat, Rucola etc.) andererseits mit etwas Wasser in den Mixer gegeben.
- Besonders hilfreich ist grünes Gemüse.

- Brennesseltee trinken.
- Grünen Tee auf die betroffenen Stellen auftragen.
- Aloe vera trinken und frische Aloe auf die betroffenen Stellen auftragen.
- Eichenrindenbad.
- Quercus von Wala, aus Eichenrinde, ist sehr hilfreich.
- Vitamin B einnehmen.
- Salbe aus kolloidalem Silber (sehr effektiv gegen Juckreiz).
- Heilerde auf die betroffenen Stellen auftragen.
- Nachtkerzenöl einnehmen, auch in Tablettenform, enthält Vitamin E, das für die Haut sehr wichtig ist.
- Zink ist wichtig für die Haut.

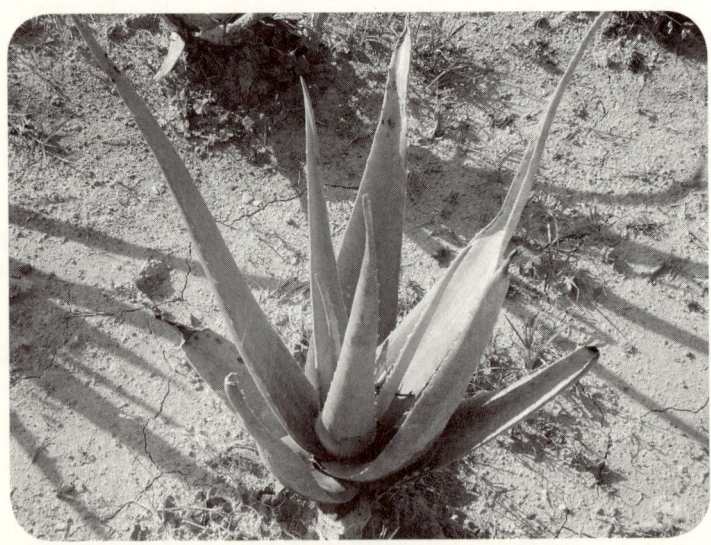

Aloe Vera

Ayurveda

- Vor dem Schlafen die Füße und den Kopf mit *brahmi*-Öl einreiben.
- *Brahmi* beruhigt die Nerven, gegen Stress.
- *Amla* ist gut für die Haut, hoher Gehalt an Vitamin C.
- *Triphala*, Reinigung des Verdauungstraktes, der oft mitursächlich für das Ekzem ist.
- *Neem* ist gut für die Reinigung des Blutes.
- *Kurkuma* mit *ghee* mischen und auf die Stellen auftragen.

Tipp

Amroli, Urintherapie, wirkt ausgesprochen gut, manchmal das Einzige, was nützt. Dazu nur den Morgenurin, Mittelstrahl, verwenden.

Frau, 54 Jahre, hat durch *amroli* ein Ekzem, das anderthalb Jahre qualvoll geschmerzt hat, innerhalb kürzester Zeit heilen können!

Erkältung

Asanas

Shavasana – Entspannungshaltung

Bei Erkältung ist das normale Üben von *asanas* nicht zu empfehlen, da es zu anstrengend ist und man sich ausruhen sollte. Die Entspannungshaltungen sind jedoch alle, insbesondere *shavasana*, von positiver Wirkung, da mit der Entspannung auch der Stress den Körper verlassen kann.

Parighasana – Tor

Das Tor energetisiert den seitlichen Körper und macht ihn leicht. Man kann sich dabei vom Atem tragen lassen und spürt so die Leichtigkeit des Körpers, die ein fließender Atem ermöglicht. Der Atem wird fast dreidimensional erspürbar. Es entsteht ein feines Bewusstsein für den Atem, wie er kommt und wie er geht. In dieser Haltung werden die Interkostalmuskeln, die die Rippen verbinden, gedehnt. Wenn diese Muskeln verspannt sind, was üblicherweise bei wiederholtem Husten und Niesen geschieht oder durch eine schlechte Haltung hervorgerufen werden kann, dann ist die Bewegung des Brustkorbes beschränkt und auch die Atmung. Die Verlängerung der Interkostalmuskeln verbessert die Atmung, daher ist *parighasana* eine sehr gute Übung bei Asthma, Allergien und Erkältungen.

Pranayamas

Yogendra pranayama IV
Das einfache An- und Ausgleichen des Ein- und Ausatmens verhilft zur Entspannung.

Yogendra pranayama II im Sitzen oder Liegen
Das Ausdehnen der Rippen zu spüren und damit zu fördern, kann die Atmung, die oft bei Erkältung beeinträchtigt ist, verbessern.

Kriyas

- Wenn die Erkältung schon stark geworden ist, wird von *jalneti*, der Nasenspülung, abgeraten, da unter Umständen das Wasser in den Nebenhöhlen zu einer Verschlimmerung der Symptome führen kann.
- *Gandusha*, Ölziehen, kann mehrfach am Tag durchgeführt werden, am besten vor den Mahlzeiten, um die Toxine schneller loszuwerden.
- *Kapalarandhra dhauti*, Gesichtsmassage, leicht durchgeführt, kann zur Entspannung des Gesichtes führen, das oft in Mitleidenschaft gezogen wird.

Impuls zur Veränderung

Bei der Erkältung ist etwas kalt geworden. Vielleicht ist eine Beziehung erkaltet, eine Begeisterung für etwas erloschen, vielleicht gab es einen Konflikt, der nicht gelöst wurde. Man möchte vor dieser Kälte fliehen in ein warmes Bett mit Wärmflasche. Die Krankheit gönnt hier eine Auszeit, Kopfweh, Halsschmerzen und die verstopfte Nase sorgen dafür, dass man sich der Situation momentan nicht stellen kann. Um aus dieser Stagnation wieder in die Bewegung zu kommen, ist es wichtig, sich selbst die notwendige Fürsorge und Herzenswärme zu geben, die unter Umständen in der äußeren Situation vermisst wird und die Zeit des Rückzuges zu einer sinnvollen Regeneration werden zu lassen.

Yogaphilosophie

Patanjalis *Yogasutra II.1*: Der Yoga der Handlung besteht aus Selbststudium, Willensanstrengung und der Hingabe der Früchte der Arbeit an Gott.

Das Selbststudium eröffnet die Möglichkeit, sich selbst sehr gut kennenzulernen und dadurch herauszufinden, warum eine Krankheit gekommen ist. Bei der Erkältung wünscht man sich Ruhe, man möchte nicht sprechen, kann es oft auch gar nicht, da Husten, Halsschmerzen und die verstopfte Nase die Kommunikation erschweren. Der erzwungene Rückzug kann ein wesentlicher Schritt sein zu verstehen, warum man sich erkältet hat, was erkaltet ist und wie man sich wieder für das Leben erwärmen und begeistern kann. Aber auch erkennen, wie man eine erneute Erkältung vermeiden kann.

Reflexion

- Lege dich ganz entspannt hin, mit einem Augenkissen, einer Wärmflasche auf den schmerzenden Stellen (Handtuch dazwischen), z. B. auf der Stirn. Genieße deine Zurückgezogenheit und denke in Ruhe darüber nach, warum diese Erkältung gekommen ist und was in dir erkaltet ist. Versuche herauszufinden, was in dir wieder Wärme und Begeisterung erzeugen kann.
- Höre auf deine Gefühle und was dir jetzt guttun würde. Schreibe alles auf. Studiere dich selbst.

Gesunde Routine

- Versuche, dich auszuruhen und die *asanas* nur zu visualisieren.
- Nachts stets etwas auf dem Kopf und Socken tragen.
- Dampfbäder mit ätherischen Ölen und Gurgeln mit warmem Salzwasser.
- Zimmer mindestens 15 Minuten gut durchlüften.
- Heiße Wärmflasche auf das Gesicht legen, Handtuch dazwischen.
- Meditation im Liegen, die Augen schließen und loslassen.

Ernährung und Heilkräuter

- Eher wenig essen, viel Flüssiges, damit der Körper nicht durch die Verdauung noch mehr Energie verliert.
- Ingwerwasser, Ginseng, Echinachea und Spirulina zu sich nehmen.
- Keine Milchprodukte (schleimbildend).
- Viel trinken, vor allem Warmes.

- Für die Nase: Ätherische Öle wie Kampfer, Pfefferminze bzw. Tigerbalsam inhalieren.
- Huflattichtee, Thymiantee, Salbeitee.
- Vitamin C, täglich 500 mg für drei Monate.
- Zwiebel, Rettich, Radieschen essen.
- Grapefruitkernextrakt ist sehr wirkungsvoll.

Ayurveda

- Erkältung ist ein *kapha-vata*-Ungleichgewicht, der Körper bildet zu viel kaltes und feuchtes kapha, das in einer laufenden Nase und Husten resultiert, und gleichzeitig leidet er an zu viel vata, welches das Verdauungsfeuer reduziert, zum Frieren und zu Appetitlosigkeit und schlechter Verdauung führt.
- Ingwertee trinken, Ingwerbad nehmen, 1/3 Tasse Ingwer und 1/3 Tasse Backpulver vermengen und ins Badewasser geben, Dampfbad mit Ingwer.
- *Nasya-ghee* mit nach hinten gelegtem Kopf jeweils in ein Nasenloch geben und tief nach oben ziehen, abends und morgens.
- Ayurvedisches Wasser, wird 20 Minuten blubbernd gekocht (geht tiefer in die Zellen als kaltes Wasser, ist kalkfrei und reinigend), eventuell frische Ingwerscheiben hinzufügen.
- Bei Husten *grünen Kardamon* kauen, ein Mensch mit mehr Wärme sollte den *schwarzen Kardamon* nehmen.
- Fenchel und Anis kauen (schleimlösend).
- Mit Kampfer inhalieren.
- Eigener Hustenbalsam: Olivenöl und ein ätherisches Öl, das man sympathisch findet, hinzufügen (am besten Hölzer).

- Knoblauch ist ein natürliches Antibiotikum, stützt das Immunsystem.
- *Neem*-Blätter kauen (in Apotheken erhältlich), natürliches Antibiotikum, wirkt ähnlich wie Echinacea.
- Heiße Fußbäder mit Zitrone und Salz.
- *Tulsi*, das indische Basilikum, wirkt sehr gut bei jeder Form von Erkältung. Sehr effektiv ist *tulsi*-Saft, bei uns kann man eine *tulsi*-Flüssigkeit verwenden, etwas schwarzen Pfeffer und Ingwer hinzufügen, alles mischen und abends einnehmen.

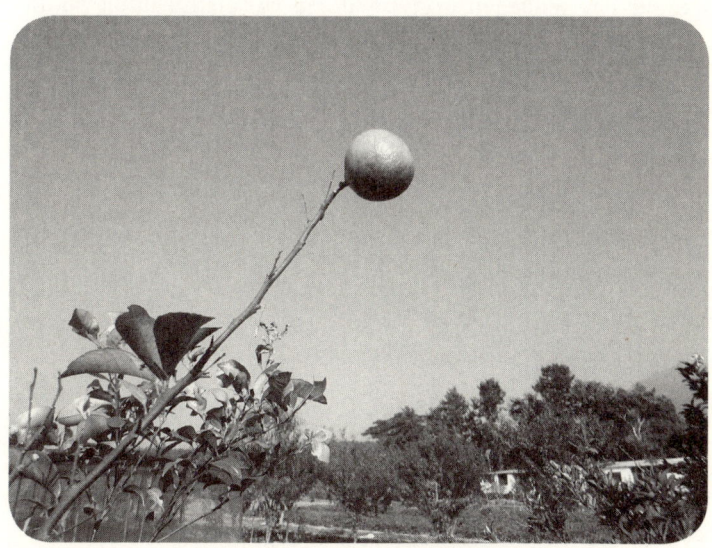

Eine einzelne Orange am Baum

Tipps

Nicht gleich zu starker allopathischer Medizin greifen, lieber die Selbstheilungskräfte des Körpers aktivieren. Das Immunsystem kann durch die richtige Ernährung gestärkt und auch regeneriert werden. Der Körper hat beim richtigen Input seine eigene Weisheit, sich zu heilen. Glaube an die subtile Sprache des Körpers und an seine Heilkraft! Krankheit ist eine Heilungskrise, ein Weg zu tieferer ganzheitlicher Heilung. Bei einer Erkältung geht es meistens um das Festhalten an etwas Altem. Wer die Erkältung mit Bewusstsein erlebt, kann viel über sich lernen, um dann, mit fortschreitender Heilung, das Alte sanft loszulassen. Der Körper als Spiegel unserer Gedanken und Überzeugungen spricht immer zu uns.

Affirmation gegen Erkältung von Louise Hay: »Ich gestatte meinem Denken, sich zu entspannen und Frieden zu finden. Klarheit und Harmonie erfüllen und umgeben mich. Alles ist gut.«

Fibromyalgiesyndrom (FMS)

Bei der Fibromyalgie kann es passieren, dass erst ein paar Tage nach den Übungen starke Schmerzen auftreten. Daher ist es zu empfehlen, erst einmal nur 15 Minuten mit sehr einfachen Variationen der *asanas* zu üben.

Asanas

Shavasana mit Armbewegungen – Totenstellung mit Armbewegungen
In *shavasana*, am besten unterpolstert, sodass nichts schmerzt, erst den rechten Arm heben und wieder senken, dann den linken Arm. Das gleichzeitige Heben und Senken der Arme könnte zu schmerzhaft sein.

Uttanasana-Variation – Vorwärtsbeuge-Variation
Mit gebeugten Knien nach vorn beugen, dann die Arme hängen lassen. Beim FMS kann es zu noch mehr Schmerzen führen, wenn die Arme über den Kopf gehoben werden. Daher ist es gut, hier die Arme zunächst nicht nach oben zu nehmen.

Pranayamas

Anuloma viloma – Wechselatmung
Die Wechselatmung beruhigt das Nervensystem und hilft, Toxine im Nervensystem auszuscheiden.

Yogische Tiefenatmung
Die Versorgung mit Sauerstoff wird gefördert, Toxine werden ausgeschwemmt.

Kriyas

- *Jalneti*, Nasenspülung, um den Kopf klarer zu bekommen.
- *Jivha shodhanam*, Zungenreinigung, um die Toxine zu entfernen.
- *Gandusha*, Ölziehen, wegen der Toxine.
- *Shankaprakshalana*, Darmreinigung. Toxine werden ausgeschieden, und auch alte emotionale Verhaftungen an schmerzhafte Erinnerungen können sich auflösen.
- *Nauli*, Bauchnabelübung, stärkt Bauch und Darm, die Organe im Unterleib, wirkt aktivierend und regulierend auf das gesamte Verdauungssystem.

Impuls zur Veränderung

Erstarrung und Schmerz werden durch einen Widerstand gegen Leben und Wachstum ausgelöst. Trauer und Erinnerungen können dazu führen, sich von den eigenen Gefühlen abzuschneiden. Das

Potenzial, das auf die Erde gebracht werden möchte, ist oft blockiert und kann nicht gelebt werden. Scheinbar geht es nicht weiter. Blockiert sein und Stagnation sind die Folge.

Yogaphilosophie

Patanjalis *Yogasutra III.26*: Meditation auf die Sonne führt in einem Menschen zum tiefen Wissen über das Planetensystem und die kosmischen Regionen.

Die Konzentration auf die Sonne kann zu Wärme und Weichheit im Inneren führen und zu einem Wissen über den Kosmos. Der Kosmos arbeitet immer für uns und unsere Weiterentwicklung. So weiß man und kann sich darauf verlassen, dass die erstarrten und blockierten Anteile wieder aufgewärmt und damit wieder in Bewegung kommen können. Die Sonne als Kraft und Lichtquelle fördert die Freude am Leben.

Reflexion

- Setze dich, wenn möglich, für 45 Minuten täglich mit dem Rücken in die Sonne. Die Sonne kann helfen, Rückenbeschwerden zu heilen und Schmerzen zu lindern. Nimm die Morgen- oder Abendsonne.
- Umgib dich mit Farben, die dir sehr gut gefallen. Sei mutig, make a colour statement! Auch eine Farblampe kann bei Verspannungen und Schmerzen helfen, besonders die Farbe Lila.
- Schließe öfter am Tag die Augen und konzentriere dich auf Licht und Sonne.

Gesunde Routine

- Morgens Wasser mit Zitronensaft trinken zur Leberentgiftung.
- Regelmäßig essen und schlafen.
- Vor dem Schlafen die Füße und den Kopf mit *brahmi*-Öl einreiben, wirkt auch bei Schlaflosigkeit, einer häufigen Nebenwirkung des FMS.
- Viel Wasser trinken zur Reinigung.
- Johanniskrautöl auf die besonders betroffenen Stellen auftragen.

Ernährung und Heilkräuter

- Kokosnusswasser oder Kokosmilch trinken. Kokosnusswasser gilt in Indien als besonders wirksam bei allen Arten von Magenverstimmungen und Verdauungsbeschwerden.
- Eine sattvische Ernährung.
- Tee, Kaffee und Alkohol können das Nervensystem reizen.
- Dem Körper viel Flüssigkeit zuführen.
- *Kurkuma*, Knoblauch, Vetivergras, Langer Pfeffer, Ingwer wirken gegen *ama*, Toxine, haben eine entzündungshemmende Wirkung auf den Verdauungstrakt und kurbeln *agni*, das Verdauungsfeuer, an.
- Knoblauch hilft zu entgiften und das Immunsystem zu stärken.
- Ingwerwasser führt zur Erleichterung bei kleineren Schmerzherden, kann Aspirin ersetzen.
- Langer Pfeffer aktiviert das Verdauungsfeuer, *agni*, und ist zusammen mit dem schwarzen Pfeffer und Ingwer als trikatu erhältlich.

- Kreuzkümmel, Koriander, Stinkasant, Fenchel helfen zu verdauen.
- Erdrauchtee (fumariae herba): Schmerzreduktion und Verbesserung der Gelenkigkeit.

Ayurveda

- *Panchakarma*-Kur machen.
- Immer viel heißes ayurvedisches Wasser – 20 Minuten blubbernd gekocht – trinken zur Entgiftung.
- *Abhyanga* jeden Tag.
- *Shirodhara*.
- *Ashvaganda*.
- *Brahmi* beruhigt die Nerven, gegen Stress.
- *Triphala* einnehmen, Reinigung des Verdauungstraktes.
- *Kitchari*, eine Mahlzeit aus Reis und Mungdal, zum Entgiften und um die Verdauung zu erleichtern.

Tipp

In seinem Buch *Morbus Parkinson* beschreibt der Autor Manfred J. Poggel, wie er sich selbst mit Naturheilkunde und Yoga von Parkinson und auch von Fibromyalgie geheilt hat.

Gastritis und Magengeschwür

Asanas

Pavanmuktasana – Winderleichterungshaltung
Unterstützend bei allen Magenerkrankungen. Der Magen wird massiert, Gase werden ausgeschieden.

Vajrasana – Fersensitz
Der Fersensitz ist eine sehr gute Übung, um den Magen zu beruhigen und die Verdauung positiv zu beeinflussen. Zusätzlich hilft *vajrasana* als Meditationshaltung, Eindrücke von außen besser aufnehmen und verarbeiten zu können.

Pranayamas

Yogendra Pranayama IV im Liegen oder Sitzen
Beruhigt, hilft bei Nervosität und Aufregung. Unterstützt beim Prozessieren von Eindrücken.

Yogendra Pranayama I im Stehen, Sitzen, Liegen
Als sanfte Atembewusstseinsübung löst diese Übung Spannungen und beruhigt.

Kriyas

- *Jalneti*, Nasenspülung, um ama, Giftstoffe, aus dem Körper zu entfernen.
- *Jivha shodhanam*, Zungenreinigung, um ama zu entfernen.
- *Gandusha*, Ölziehen.
- *Nauli*, Bauchnabelübung, stärkt Bauch und Darm – die Organe im Unterleib –, wirkt aktivierend und regulierend auf das gesamte Verdauungssystem.

Impuls zur Veränderung

Der Magen symbolisiert die Hingabefähigkeit. Etwas soll aufgenommen und im Anschluss verdaut werden. Gedanken und Gefühle richten sich hier häufig nach innen. Die Magenwand wird durch Säure zersetzt, es entsteht etwas Autoaggressives, fast wie eine Selbstzerfleischung. Der Konflikt wird nicht wirklich bearbeitet. Eine Auflösung des Themas kann sich durch bewusste Konfliktbearbeitung und die bewusste Verdauung von Eindrücken entwickeln.

Yogaphilosophie

Patanjalis *Yogasutra II.11:* In dem Moment, in dem das Wirken der *kleshas,* der leidvollen Hindernisse, für uns er-

kennbar wird, sollten wir versuchen, einen kurzen Abstand einzulegen, um darüber nachzudenken, wie der Einfluss der *kleshas* abgemildert werden kann.

Im selben Augenblick, in dem das Wirken der *kleshas*, z. B. von Aggression, wahrgenommen wird, sollte man einen Stopp setzen und erst einmal eine Pause machen, um Abstand zu gewinnen. Dadurch können die entstandenen Eindrücke bewusst angesehen und verdaut werden. Eine Lösung des Konfliktes, sei es ein innerer oder ein äußerer, ist nun möglich.

Reflexion

- Trinke langsam und ganz bewusst ein bis zwei Gläser Wasser, wenn du merkst, dass etwas bei dir Unruhe und Nervosität auslöst. Du gewinnst jetzt Zeit, um dich wieder etwas zu beruhigen. Das klingt zu einfach, um wahr zu sein, aber es hilft tatsächlich!
- Sprich ein Gebet, singe ein Lied oder chante ein *mantra*.
- Sprich mit einem Coach oder einem Freund über das Thema. Lasse dir Zeit in der Bewältigung des Konfliktes, auch wenn es etwas scheinbar Kleines ist.
- Praktiziere Selbsteinfühlung im Sinne der Gewaltfreien Kommunikation (siehe Anhang Seite 310).

Gesunde Routine

- Eine Wärmflasche auf den Bauch legen, besonders nach dem Essen.
- Die Füße warm halten.

- Kontinuierliches Sitzen vermeiden.
- Mindestens 30 Minuten am Tag spazierengehen.

Ernährung und Heilkräuter

- Sattvische Ernährung.
- Wenig Frittiertes, Fettiges.
- Leichte Nahrung, auch Breie, sind gut verdaulich.
- Umeboshi wirkt ganz schnell entsäuernd.
- Misosuppe kann schnell helfen.

Ayurveda

- Ingwerwasser ist sehr hilfreich.
- Kokoswasser.
- *Kitchari*, eine Mahlzeit aus Reis und Mungdal – die beste Nahrung, wenn es sehr schmerzt.
- *Abhyanga* täglich für die Nerven.
- *Brahmi* zur Beruhigung der Nerven.

Herzerkrankungen und Herzinsuffizienz

Asanas

Vajrasana mit den Händen auf dem Herzen – Fersensitz mit den Händen auf dem Herzen

Besonders geeignet zum Beruhigen und zum Stressabbau sind die Meditationshaltungen. Der Fersensitz lädt zur Kontemplation ein. Dadurch, dass beide Hände auf dem Herzen ruhen, entsteht ein zarter Kontakt zu sich selbst, auch Mitgefühl für sich selbst.

Sthitaprarthanasana – stehende Gebetshaltung

Hierbei wird entweder innerlich ein Gebet gesprochen oder eine Intention gesetzt, z. B. wie man den Tag verleben möchte. Dadurch entsteht innere Ruhe. Diese ist wichtig, um den Herzschlag hören und die Verbindung mit dem Herzen aufbauen zu können.

Pranayamas

Anuloma viloma – Wechselatmung

Die Wechselatmung, ohne den Atem anzuhalten (denn dies wäre zu belastend), unterstützt die Beruhigung des Nervensystems, lindert den Stress und harmonisiert das Atemgeschehen. Diese Atmung hat eine beruhigende Wirkung auf Tonus, Volumen und Rhythmus des Herzens sowie auf die Gehirnwellen. Hilft auch bei Schlafstörungen.

Yogendra pranayama IV mit der linken Hand auf dem Herzen

Beruhigende Atemübung. Die linke Hand auf dem Herzen, die rechte auf dem Bauch, so kann gleichzeitig der Herzschlag und der Atem gefühlt werden, denn beide haben eine enge Verbindung zueinander.

Kriyas

- *Jalneti*, Nasenspülung.
- *Trataka*, zentrale Fixierung der Augen, beruhigt.
- *Jivha shodhanam*, Zungenreinigung.
- *Gandusha*, Ölziehen.

Impuls zur Veränderung

Das Herz steht für die Liebe und das Gefühl. Mag sein, dass beides durch Arbeit und viele Aktivitäten im bisherigen Leben zu kurz gekommen ist. Nun ist die Zeit gekommen, auf sein Herz zu hören, auf die leisen Töne, das Weiche und Lebendige. Das Weiche, Flexible führt immer zur Gesundheit, so wie ein grüner Zweig nicht zu brechen ist, ein vertrockneter, harter Zweig jedoch ganz leicht. Der Verstand und das Herz suchen eine Verbindung. Eine Entscheidung aus dem Herzen heraus macht oft glücklicher als eine Entscheidung aus der Vernunft. Eine Verbindung mit dem Herzen ist eine Verbindung mit sich selbst.

Yogaphilosophie

Patanjalis *Yogasutra I.33*: Freundlichkeit und Mitfreude am Erfolg anderer, Mitgefühl für die Menschen, die unglücklich sind, die Fähigkeit, in allem etwas Gutes zu finden, und Gleichmut gegenüber den Tugenden und Untugenden der anderen, können den Geist zur Ruhe bringen.

Karuna, das Mitgefühl, ist eine der vier Qualitäten, die man in sich entwickeln sollte, um zu einer inneren Balance zu finden und positive Beziehungen mit anderen Menschen zu führen. Hierbei gilt es, einerseits Mitgefühl für die anderen zu entwickeln, andererseits aber auch für sich selbst. Dies bedeutet, sich selbst liebevoll anzunehmen in jeder Situation, auch bei einer Krankheit, und auch die eigenen Bedürfnisse wahrzunehmen und sie ernst zu nehmen. Wer ein tiefes Mitgefühl für sich selbst entstehen lassen kann, erlangt eine intensive Verbindung mit dem eigenen Herzen und damit gleichzeitig mit den Herzen der anderen Menschen. Wer Mitgefühl mit sich selbst hat, hat es auch für seine Mitmenschen.

Reflexion

- Lege beide Hände auf dein Herz und versuche, Mitgefühl für dich selbst zu spüren. Gib dir auch Mitgefühl für die Krankheit. Selbst wenn es zunächst nicht gelingt, bitte weiterüben.
- Stelle eine rosa Rose vor dich hin und betrachte sie ganz genau. Schließe die Augen und stelle dir die Rose vor. Stelle dir dann nichts mehr vor und fühle, was die Rose in dir ausgelöst hat.
- Nimm ganz bewusst glückliche Erlebnisse wahr und notiere sie.

Gesunde Routine

- Täglich mindestens 45 Minuten laufen ohne Anstrengung.
- Dreimal am Tag jeweils 20 Minuten Entspannungsübungen.
- Mit dem Rücken für eine halbe Stunde zur Sonne sitzen.
- Die Füße warm halten, eine Wärmflasche auf den Bauch legen, besonders nach dem Essen.

Ernährung und Heilkräuter

- Es empfiehlt sich, einmal in der Woche einen Reistag einzulegen, denn durch diese harntreibende Maßnahme wird dem Körper Flüssigkeit entzogen, und das Herz wird entlastet.
- Auch die Kartoffel hilft dem Körper beim Entwässern und liefert ihm das so notwendige Kalium.
- Hafer ist ein herzstärkendes Tonikum und wird in der Ernährungsberatung besonders älteren Menschen empfohlen.
- Roggen ist kardiotonisch und gibt dem Herzen die notwendigen Mineralien, die es benötigt.

- Die Kokosnuss hat eine diuretische Wirkung, und es empfiehlt sich, einmal am Tag ein Glas Kokosnusswasser zu trinken.
- Der Granatapfel hat nicht nur eine herzstärkende Eigenschaft, sondern hilft auch gegen übermäßigen Durst.
- Papaya und Zitrone sind für das Herz ein Tonikum.
- Kaffee, Tee, Alkohol und Fleisch belasten das Herz.
- Aurum/Lavandula-Salbe von Weleda auf das Herz auftragen, die Mischung aus Lavendel, Gold und Rose ist sehr beruhigend.
- Weißdorn.
- Meerzwiebel.

Ayurveda

- *Kamala*, indischer Lotos, ist kardiotonisch.
- *Arjuna*, die beste Heilpflanze bei Herzkrankheiten, wie unser Weißdorn.
- *Shatapatri*, die Rose, ist herztonisch und verjüngend.
- *Amla* ist herzstärkend sowie cyavanaprasha.
- *Shiromardana*, Kopfmassage, mit Rosenöl.

Tipp

Als ich (M. W.) vor vielen Jahren in Mumbai am Yoga-Institut die Workshops für Herzkranke und Menschen mit Bluthochdruck geleitet habe, fragte ich einmal Dr. Jayadeva, ob ich etwas Besonderes mit den Herz- und Blutdruckpatienten machen solle. Er lächelte auf seine spezielle Art und sagte zu mir: »Make them relax«, sorge dafür, dass sie sich immer entspannt fühlen.

Bei der Herzinsuffizienz geht es darum, eine innere Entspannung in der Gedankenwelt zu erwirken und natürlich eine Entspannung in der gesamten Lebensführung.

Karpaltunnelsyndrom

Asanas

Tadasana – aufrechter Stand

Die neutrale Aufrichtung ist genau die Position, in der am wenigsten Druck im Karpaltunnel erzeugt wird. Zudem kann ein gebeugtes Stehen dazu führen, dass Nerven und Blutgefäße komprimiert werden, die in die Arme, Schultern und Brust führen und damit auch die Nerven im Handgelenk belasten. Der aufrechte Stand wirkt also ganzheitlich auf die Nervenfunktionen ein.

Vajrasana-Variation – Fersensitz-Variation

Im Fersensitz die Hände umgedreht nach vorne auf den Boden legen, die kleinen Finger berühren sich, Hände zeigen in Richtung Knie, die Arme sind gestreckt. Hier wird Raum geschaffen für den Nervus medianus, dessen Leitgeschwindigkeit beim Karpaltunnelsyndrom vermindert ist.

Pranayamas

OM tönen
Beruhigt, reduziert Stress und hilft, sich klar zu werden, was man wirklich möchte.

Anuloma viloma – Wechselatmung
Beruhigt das Nervensystem insgesamt, daher ist es auch gut für den Nervus medianus.

Kriyas

- *Jalneti*, Nasenspülung, um ama, Toxine, aus dem Körper zu entfernen.
- *Jivha shodhanam*, Zungenreinigung, um ama zu entfernen.
- *Gandusha*, Ölziehen.

Impuls zur Veränderung

Beim Karpaltunnelsyndrom hat man häufig seine Aufgabe noch nicht gefunden. Vielleicht hat man eine Arbeit, weil man denkt, man müsse sie machen, um Geld zu verdienen. Die eigentliche Lebensaufgabe, das *dharma,* wurde noch nicht wirklich gefunden. Daher hindert einen die Krankheit manchmal an der Weiterführung der ungeliebten Arbeit. Sinnvoller wäre es, eine Entscheidung zu fällen, sein Leben voll in die Hand zu nehmen und sein gesamtes Potenzial zu entfalten.

Yogaphilosophie

Patanjalis *Yogasutra II.16*: Zukünftiges Leid kann vermieden werden.

Es ist günstig herauszufinden, welche Entscheidungen in eine weitere Verengung (Tunnel), weiteres Leid, *dukha*, führen und welche zur Erfüllung beitragen könnten. Welche Aufgabe will nun mutig angepackt werden? Dieses *sutra* zeigt, dass es an uns liegt, ob sich das Leben leidvoll weitergestaltet oder ob neue Weichen gestellt werden, die zu Leichtigkeit, *sukha,* und Glück führen. Unsere Sehnsüchte können erfüllt werden, die wahre Aufgabe, für die wir hierhergekommen sind, kann ergriffen werden, und unsere Talente können der Bereicherung der anderen dienen.

Eigenes *dharma* ist immer wertvoller als das *dharma* der anderen. *Rigveda*

Reflexion

- Entwickle eine Vision. Stelle dir dein absolutes Optimum vor. Wer möchtest du sein? Was brennt in dir und möchte auf die Erde gebracht werden? Schreibe alles auf und lege ein Datum fest. Mache nach sechs Monaten einen Abgleich, was davon bereits eingetreten ist.
- Triff dich mit Menschen, die voll in ihrer Lebensaufgabe stehen und ein erfülltes Leben führen, oder lies deren Biografien. Wie haben sie es gemacht? Lass dich inspirieren.
- Triff ein *sankalpa*, eine tiefe yogische Entscheidung, wie du weiterleben möchtest.

- Schreibe alle deine Talente und Fähigkeiten auf, auch wenn es etwas ist, was dir unwichtig erscheint. Überlege dir, welche spezielle Kombination deiner Kompetenzen von dir in Zukunft ausgedrückt und gelebt werden will. Es gibt nur eine einzige Person, die genau diese Talente besitzt und sie auf eine individuelle Weise den anderen zur Verfügung stellen kann.

Gesunde Routine

- Ruhen, entspannen, loslassen.
- Regelmäßige *asana*-Praxis ist wichtig.
- Jeden Tag den Arm mit warmem Sesamöl einmassieren, das ist besonders effektiv vor dem Schlafengehen.

Ernährung und Heilkräuter

- Sattvische Ernährung.
- Viel trinken.

Ayurveda

- *Abhyanga* täglich.
- Sich öfter eine ayurvedische Rückenmassage geben lassen, das ist auch hilfreich für Handgelenke und Arme.

Kopfschmerzen

Asanas

Garbhasana – Stellung des Kindes
Durch die Vorwärtsbeuge wird der Kopf entlastet. Man kann so auch länger verweilen, das wirkt sich günstig auf mögliche Verspannungen im Schulter-Nacken-Bereich aus.

Sphinx mit Variation
Bei der Variation wird erst der rechte Arm nach vorn gestreckt und gehalten, dann der linke. Löst die Verspannungen im Schulter-/Nackenbereich und im Rücken. Wirkt sehr gut bei Kopfschmerzen.

Pranayamas

Candra bhedana – Mondatmung
Bei der Mondatmung wird die weibliche, kühlende Seite aktiviert. Beruhigt, wirkt gegen Stress und Kopfschmerzen. Stärkt Intuition und Vertrauen, hilft daher, aus dem Kopf zu kommen.

Shitali – kühlende Atmung
Kühlt den Kopfbereich.

Kriyas

- *Jalneti*, Nasenspülung, mit kaltem Wasser.
- *Nasya*, Nasenbehandlung, sehr wichtig bei Kopfschmerzen.
- *Jivha shodhanam*, Zungenreinigung.
- *Gandusha*, Ölziehen.
- *Shankaprakshalana*, Darmreinigung, kann sehr hilfreich sein. Wenn die Gifte und Belastungen weg sind, kann die Lebensenergie wieder fließen.

Impuls zur Veränderung

Der Kopf und die Gedanken werden betont. Man zerbricht sich den Kopf über vieles, sodass Druck und negative Gedanken entstehen können. Der Kopf ist zwar wichtig, dessen Überbetonung kann sich jedoch in Kopfschmerzen wandeln. Es ist besser, nicht alles mit dem Denken zu erfassen, sondern sich zu entspannen und nicht an dem festzuhalten, was andere Menschen von einem möchten. Emotionen wie Wut und Zweifel sollen fließen können und nicht unterdrückt werden. Tiefes Loslassen und Vertrauen können den Kopf wieder leichter werden lassen.

Yogaphilosophie

Patanjalis *Yogasutra II.45:* Durch die Verehrung Gottes wächst die Fähigkeit in uns, jedes gewählte Objekt in seiner Vollkommenheit zu erkennen.

Wenn wir Gott verehren, kann in uns viel Vertrauen wachsen. Damit gelingt es, die Ergebnisse der Handlungen loszulassen, nur die Handlung selbst, also was und wie wir etwas tun, zählt. Das krampfhafte Festhalten am Grübeln, wie eine Sache ausgehen wird, welches Ergebnis wir erzielen werden, kann sich nun in ein freies Fließenlassen verändern. Man handelt aus einer inneren Freiheit heraus, nur weil man so handeln möchte. Damit verschwindet der Druck, man begibt sich hinein ins Leben, voller Vertrauen, und lässt alles, was den Kopf belastet, los.

Als Kind beschloss ich, auf die Meinung der anderen zu pfeifen.

Simone de Beauvoir

Reflexion

- Konzentriere dich auf deine Arbeit, auch wenn es nur eine Tätigkeit wie Putzen ist. Versuche, dich innerlich vom Ergebnis zu lösen. Die Arbeit allein zählt, das Hier und Jetzt, nicht das Ergebnis.
- Tue etwas für jemanden, ohne dass die Person es merkt. Erzähle es auch sonst niemandem. Dabei lernt man, etwas zu geben, ohne etwas dafür zu erhalten, und löst sich vom Ergebnis der Handlung los.
- Beobachte ganz genau, wann deine Kopfschmerzen auftreten. Führe ein Tagebuch. Oft hängen sie mit bestimmten Situatio-

nen, Gedanken und Gefühlen zusammen. Wenn man darüber Bescheid weiß, kann man Gegenmaßnahmen ergreifen. Gleichzeitig übt man *svadhyaya*, die Selbstreflexion.

- Wenn du negative Gedanken bemerkst, gerade wenn der Kopfschmerz auftritt, übe *pratipaksha bhavana* (Seite 301).

Gesunde Routine

- Ruhen, entspannen, loslassen.
- Die Haare bürsten, am besten hundertmal, fördert die Durchblutung des Kopfes.
- Vorsichtig an den Haaren ziehen und wieder lösen, massiert die Kopfhaut und fördert die Durchblutung des Kopfes.
- Heiße Wärmflasche auf den Bauch legen.

Ernährung und Heilkräuter

- Sattvische Ernährung.
- Grüne Smoothies.
- Nimm Afa-Klamath-Algen.
- Rosmarintee, Rosmarinbad.
- Viel heißes Wasser trinken.

Ayurveda

- *Shirodhanga* mit Rosenöl.
- *Shirodhara*.
- *Abhyanga*.

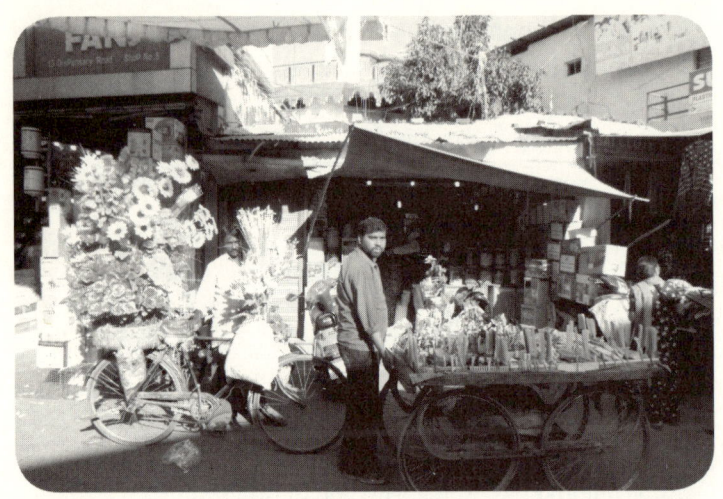

Ein Kammverkäufer

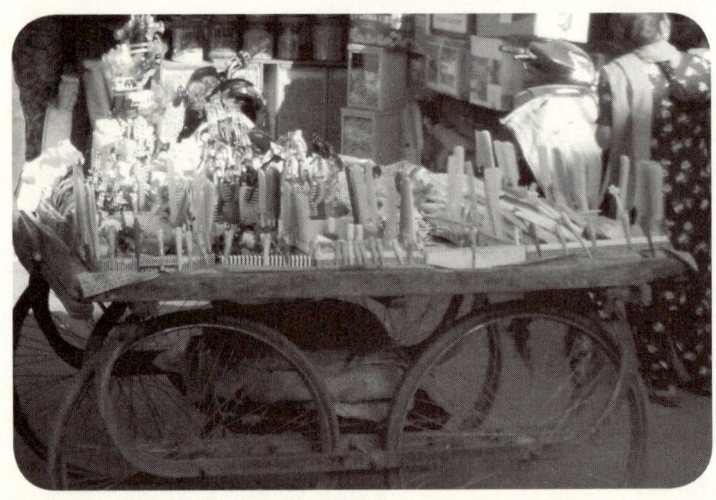

... und sein Sortiment.

Krebs

Asanas

Sukhasana mit *shivalinga mudra* – Glücksstellung mit dem Siegel des *Shiva*

Heilendes Licht durchstrahlt jede Zelle des Körpers, Altes wird aufgelöst, Neues willkommen geheißen. Besonders wichtig ist es, sich von dem Selbstbild, das man vielleicht lange Zeit hatte, zu verabschieden und es gehen zu lassen. Wer man vor der Krankheit war – diesen Menschen in dieser Form gibt es nicht mehr. Jetzt ist eine Veränderung eingetreten. Wie der Gott *Shiva*, der dafür verantwortlich ist, unser *tamas* zu zerstören, um letztendlich reines *sattva* zu kreieren.

Affirmation: Wer bin ich jetzt? Wer werde ich wieder sein?

Vajrasana mit Meditation über die Zellen – Fersensitz mit Meditation über die Zellen

Die Zellen haben ein eigenes Gedächtnis, das auf jeden Gedanken sehr stark reagiert. Daher ist es wichtig, sich die Zellen immer wieder in einem neuen reinen, lichtdurchfluteten Zustand vorzustellen. Auch Visualisationen sind sehr effektiv, wie die Methode nach Carl Simonton zeigt.

Meditation: Ich atme Licht in meinen Körper ein und lasse alle Zellen davon überfluten. Ich atme alles Verbrauchte aus dem Körper aus.

Pranayamas

OM tönen
Beruhigt und hilft bei Nervosität, Angst und Aufregung. Allgemein helfen Summen und Singen bei Angst und Sorge.

Anuloma viloma – Wechselatmung
Beruhigt bei Angstzuständen und Panik. Sich beim Ausatmen immer vorstellen, dass alle Toxine aus dem Körper ausgeschieden werden.

Kriyas

- *Jalneti*, Nasenspülung, um *ama*, Toxine, aus dem Körper zu entfernen.
- *Jivha shodhanam*, Zungenreinigung, um ama zu entfernen.
- *Gandusha*, Ölziehen, gut bei Chemotherapie.
- *Shankaprakshalana*, Darmreinigung, zur Entgiftung, wenn der Körper und die Art der Erkrankung es erlauben.

Impuls zur Veränderung

Bei Krebs befinden sich die Zellen auf einem rücksichtslosen Ego-trip. Sie wachsen und breiten sich überall aus, ohne zu fragen. Das, was die Zelle tut, nämlich wachsen, müsste sich nun in ein Wachstum auf einer anderen Ebene wandeln, der Bewusstseinsebene. Ein mutiger offensiver Weg der Selbstverwirklichung, ein Wachstumsprozess in eine erlösetere Form ist notwendig.

> Die Geschichte vom Rabbi Sussja
> Auf dem Sterbebett sagt Rabbi Sussja zu seinen Schülern: »Man wird mich nicht fragen, warum ich nicht Moses war, man wird mich fragen, warum bin ich nicht Sussja gewesen?«
>
> *Chassidische Legende*

Yogaphilosophie
Patanjalis *Yogasutra II.36:* Wenn die Wahrhaftigkeit stark gefestigt ist, wird das Handeln dieses Menschen in der Verständigung mit anderen Menschen ohne Fehler sein.

Satya ist die Wahrheit, auch die Wahrhaftigkeit und Authentizität. Damit ist nicht nur die Abwesenheit von Lügen gemeint, sondern auch, ob sich in jedem Moment des Lebens das ausdrücken kann, was sich ausdrücken möchte und in uns lebendig ist. Dies kann auch ein Ausbruch aus dem »Liebsein« und »Es-allen-recht-ma-chen-Wollen« sein. Oftmals führt ein essenzieller Umschwung im Leben zu mehr Wahrhaftigkeit und zu einer Spontanheilung.

- Überlege dir, welche mutigen Schritte zu dir selbst du gehen möchtest. Welche Weichen willst du stellen? Gibt es etwas, was dir fehlt im Leben oder was unstimmig ist, gibt es offene Wünsche und ungelebte Aspekte? Versuche, bis an die Wurzeln deines eigenen Weges zu gehen.

- Sprich mit jemandem, dem du vertrauen kannst, ganz ehrlich über deine Gefühle und Bedürfnisse. Versuche, mit dir in Resonanz zu gehen: Wer bin ich, wenn ich ganz ehrlich bin?

- Sage vor dem Spiegel tausendmal am Tag: ……….. (Name), ich liebe dich wirklich. Dies ist eine Übung von Louise Hay, die sich selbst von Krebs geheilt hat; sie spricht das innere Kind an. Auch wenn man es nicht glaubt – die wichtige Botschaft, dass man geliebt wird, wirkt sich heilend auf alle Zellen aus.

- Chante das *tryambakam mantra* (Seite 307), so oft es geht. Auch vor Operationen oder bei Chemotherapie als Schutz. Glaube an die Heilung!

> Willst du gut sein oder ganz werden?
>
> *C. G. Jung*

Gesunde Routine

- Für einen regelmäßigen Schlafrhythmus sorgen.
- Das Zuhause als Ort der Heilung und Regeneration betrachten und gestalten, als *mandala* der Harmonie.
- Einen heiligen Ort in der Wohnung erschaffen, an den man sich zurückziehen kann.

- Eine grüne Kerze im Krankenzimmer erweckt Gedanken von Ausgeglichenheit, Harmonie, Frieden, Hoffnung, Heilung.
- Waldspaziergänge machen – der Wald ist das Symbol des Unbewussten, das Eindringen in das Reich der Bäume eine symbolische Mutprobe und eine Regeneration für die Seele.
- Entgiftung.
- Heilende Musik hören.
- Aromatherapie mit Myrrhe und *neem*.
- Heilende Geschichten erzählen und lesen.
- Das Benutzen innerer Bilder erzeugt doppelte Heilungschancen, so Carl Simonton.

Ernährung und Heilkräuter

- Sattvische Ernährung mit viel frischem Gemüse und Obst.
- Bei der Gerson-Therapie, entwickelt vom Arzt Dr. Max Gerson, kommt eine Diät zum Einsatz, die mit frischen Säften, Kartoffeln und Leinöl arbeitet. Aufgenommen wurden die Inhalte der Gerson-Diät beispielsweise von Dr. John Switzer, der mit Wildkräutern, grünen Smoothies und Mineralien, die die Toxine aus dem Körper schwemmen, gute Wirkungen erzielt.
- Frisch ausgepresste Säfte.
- Leinöl.
- Alles, was *prana*, Lebensenergie, in die Zellen bringt!
- Milch und Fleisch sind aufgrund ihrer hormonellen und toxischen Belastung nicht zu empfehlen.
- Viel heißes Wasser trinken zur Entgiftung.

Ayurveda

- *Triphala, shatavari, ashvagandha, ashoka, guduchi* – natürlich erst nach einer ayurvedischen Beratung.
- Zur Beruhigung des Geistes *brahmi* und *tulsi*.
- *Panchakarma* zur Entgiftung, wenn möglich.

Liebevoll vergebe ich und löse alles Vergangene.
Ich beschließe, meine Welt mit Liebe und Freude zu füllen.
Ich liebe und akzeptiere mich.

Louise Hay

Lebererkrankungen

Asanas

Ardha matsyendrasana – halber Drehsitz

Die Leber wird massiert und stimuliert. Erst werden bei der Drehung mentale und physische Toxine ausgeschieden, da die Leber komprimiert wird und damit die Durchblutung an dieser Stelle vermindert wird. Wenn man aus der Drehung herausgeht, versorgt frisches, mit Sauerstoff angereichertes Blut die Organe, da die Durchblutung wieder beschleunigt wird.

Halasana – Pflug

Die Leber wird stimuliert und harmonisiert. Auch hier werden die Toxine aus dem Unterleib ausgeschwemmt.

Pranayamas

Yogische Tiefenatmung

Reinigt und hilft, Toxine auszuscheiden. Alle Atemübungen unterstützen indirekt auch die Funktion der Leber.

Yogendra Pranayama IV mit Hand auf der Leber

Hilft, die Leber mit _prana,_ Lebensenergie, zu versorgen und damit ihre Funktion zu unterstützen. Beruhigt und mildert Stress. Die rechte Hand auf die Leber legen und die linke auf den Bauch. Kann im Liegen oder Sitzen ausgeübt werden.

Kriyas

- _Jalneti,_ Nasenspülung.
- _Jivha shodhanam,_ Zungenreinigung.
- _Gandusha,_ Ölziehen.
- _Shankaprakshalana,_ Darmreinigung, kann sehr hilfreich sein. Wenn die Gifte und Belastungen weg sind, kann die Lebensenergie wieder fließen.

Impuls zur Veränderung

Die Leber als wichtiges Reinigungsorgan des Körpers scheidet Gifte aus. Eine Entgiftung kann jedoch nur stattfinden, wenn es einen Unterschied gibt zwischen dem, was giftig ist, und dem, was nicht giftig ist. Zu viel von einer Sache kann schädlich sein. Dann kann es von der Leber nicht mehr verwertet werden und die wertvolle Energie, die durch die Leber entstehen kann, geht verloren. Die Entwicklung von Klarheit, wie die Dinge bewertet werden und wo eine Einschränkung sinnvoll ist, steht im Fokus.

Patanjalis *Yogasutra II.26*: Es ist entscheidend, dass wir alle Mittel, die geeignet sind, so nutzen, dass sie in uns die Klarheit der Unterscheidungsfähigkeit hervortreten lassen.

Es gibt Gedanken, die zu Leid führen, und Gedanken, die nicht zu Leid führen. Zu viel Fett, Alkohol, Frittiertes können zu einer Überlastung der Leber führen. Dies endet in Leid. Gedanken, die z. B. ein ständiges Sich-beschweren zum Inhalt haben, führen ebenfalls zu Leid. Es gilt also, ganz klar zu unterscheiden, was man in sich aufnehmen möchte und was nicht.

Reflexion

- Visualisiere deine Leber und versuche herauszufinden, was sie nicht aufnehmen kann. Dabei kannst du einen Leberwickel machen, siehe unter »Gesunde Routine«.
- Überlege dir, welche Dinge oder Gedanken du in Zukunft unterlassen möchtest, um deine Leber zu entlasten.
- Schreibe fünf positive Erlebnisse jeden Tag in ein Tagebuch.
- Wenn du einen tiefen Groll in dir spürst, mache *pratipaksha bhavana* (Seite 301).

Gesunde Routine

- Leberwickel, vorzugsweise nach dem Mittagessen. Ein Handtuch mit warmem Wasser durchtränkt und ausgewrungen auf die Leber legen, eine heiße Wärmflasche obendrauf. Zwanzig Minuten lang einwirken lassen.

- Entspannung so oft wie möglich.
- Ein Tag Fasten entlastet die Leber.

Ernährung und Heilkräuter

- Sattvische Ernährung.
- Bei Schmerzen *kitchari*, eine Mahlzeit aus Reis und Mungdal, essen.
- Mariendistel.
- Heilerde.
- Morgens ein Glas Wasser mit Zitrone zur Leberentgiftung trinken.
- Abends lauwarmes Wasser mit Honig, sehr gute Leberentgiftung.
- Fasten mit Säften für ein bis drei Tage.
- Artischockensaft trinken.
- Brennnesseltee zur Blutreinigung.
- Knoblauch.

Ayurveda

- *Panchakarma*-Kur über längere Zeit.
- Blutegel wirken sehr entlastend für die Leberentgiftung.
- *Triphala* zur Förderung der Verdauung, sodass auch die Gifte aus der Leber ausgeschieden werden können.
- Ingwer zur Förderung der Verdauung.
- *Arjuna* tonisiert bei Leberzirrhose.
- Aloe-vera-Saft – morgens frische Aloe mit schwarzem Salz und Ingwer gemischt für zehn Tage.

- *Amla* bei vergrößerter Leber, revitalisiert die Leber.
- *Trikatu* bei Leberproblemen durch Alkohol.
- *Kurkuma*.

Tipp

Frau, 35 Jahre: »Ich bekam Hepatitis C in Indien. Nach mehrfacher Blutegeltherapie konnte die Hepatitis noch nicht einmal mehr im Blut nachgewiesen werden.«

Menstruationsbeschwerden

Asanas

Sukhasana im Liegen – Glücksstellung im Liegen
Sehr entspannend und entkrampfend. Die Hände können dabei auf den Bauch gelegt werden, der Atem fließt sanft. Die normale Yogapraxis wird in dieser besonderen Zeit nicht empfohlen, ganz besonders keine Übungen, die auf den Unterleib drücken könnten wie z. B. die Kobra. Insgesamt ist es jedoch sehr gut, Entspannungsübungen und sanfte *asanas* zu praktizieren.

Bhadrasana im Liegen – Schmetterling im Liegen
Siehe *sukhasana* im Liegen. Besonders entspannende Wirkung auf das Becken.

Pranayamas

Yogendra Pranayama IV
Hilft bei Unruhe und Krämpfen. Entspannt den Bauch und das Becken.

***Candra bhedana* – Mondatmung**

Durch das linke Nasenloch wird ein- und ausgeatmet. Die linke
Seite stellt im Yoga die weibliche Seite, die dem Mond zugeordnet
wird, dar. Diese Atmung kühlt und beruhigt und stärkt den femi-
ninen Aspekt, die Verbindung mit dem Mond.

Kriyas

- *Jalneti*, Nasenspülung, um ama, Toxine, aus dem Körper zu ent-
  fernen.
- *Jivha shodhanam*, Zungenreinigung, um ama zu entfernen.
- *Gandusha*, Ölziehen.
- *Shankaprakshalana*, nicht während der Menstruation. Manchmal
  sind auch Gifte im Körper mitursächlich für die Beschwerden.

Impuls zur Veränderung

Das Leben der Frau ist eingebettet in einen monatlichen Rhythmus, der sich ähnlich dem Mond vollzieht. Weiblichkeit bedeutet
daher auch Hingabe an diesen Rhythmus. Weiblichkeit wird durch
den Mond symbolisiert, der auch für Intuition und Empfänglich-
keit steht. Der Gegenpol durch die Sonne, die für Aktivität und
Männlichkeit steht. Im Yoga geht es darum, diese beiden Pole, die
zusammengehören, in sich leben zu lassen und zu integrieren. Die
Voraussetzung ist, erst mal die eigene Fähigkeit zur Hingabe, zum
Loslassen und zum Empfangen voll zu akzeptieren. Besonders
wertvoll wird diese Fähigkeit in der Meditation. Bei der Menstruation findet eine Art Schwangerschaft und Geburt statt – und ein

Tod. Sich diesem Prozess voll hinzugeben, jeden Monat, stärkt die Kreativität und auch die Spiritualität durch das Loslassenlernen. Frau sein heißt auch, kreativ zu sein und sich selbstbewusst den Rhythmen des Lebens anzuvertrauen.

In Indien gibt es ein Fest, wenn das Mädchen zum ersten Mal eine Blutung bekommt. Sie kann nun Leben geben. Ob man tatsächlich Kinder zur Welt bringt und damit Leben gibt oder nicht – die Frau hat immer diese Fähigkeit, Leben zu geben. Auf einer anderen Ebene heißt Leben geben: durch Selbstentwicklung und spirituelles Erwachen den anderen zu dienen. Dies wird durch die kosmische Gebärmutter der Frau möglich.

Yogaphilosophie

Patanjalis *Yogasutra III.27*: Meditation auf den Mond führt zu einem gründlichen Wissen über die Stellung der Sterne zu verschiedenen Zeiten.

Der Mond, kühl, ruhig, empfangend und intuitiv, dient als Objekt der Konzentration. Die Konzentration auf den Mond hilft, den Rhythmus des Mondes und damit den Rhythmus des Menstruationszyklus zu begreifen. Es ist hilfreich, wenn die Frau immer weiß, in welcher Phase des Zyklus sie sich gerade befindet, damit sie herausfinden kann, wie sie in Balance bleiben kann. Um das zu wissen, kann sie sich am Mond orientieren. In der Hindu-Tradition repräsentiert der Mond eine Göttin, die Königin der Nacht, die *amrita*, heiligen Nektar der Unsterblichkeit bildet. Außerdem repräsentiert der Mond die Psyche mit ihren ständigen Wandlungen und die Gedankenwellen des Geistes.

Reflexion

- Beobachte, was vor, während und nach deiner Menstruation geschieht. Oft kommt etwas zum Ende, wenn die Menstruation einsetzt. Dies verstärkt die Fähigkeit loszulassen. Erfreue dich daran.

- Konzentriere dich bei Vollmond auf den Mond. Schaue ihn so lange an wie möglich. Nimm seine Kraft in dich auf und spüre deine Kraft als Frau. Der Vollmond ist immer eine starke Zeit für Weiblichkeit. Versuche, immer zu wissen, welche Mondphase gerade stattfindet.

- Nutze die Zeit der Menstruation als Zeit besonderer Feinfühligkeit und Intuition. Meditiere und entspanne viel. Versuche nicht, etwas Neues zu beginnen, denn gerade stirbt etwas in dir ab. Gib diesem Prozess Raum und lasse dich von ihm gestalten. Lasse *shakti prana*, weibliche Lebensenergie, durch dich hindurchfließen.

Gesunde Routine

- Eine Wärmflasche auf den Bauch legen, besonders nach dem Essen.
- Ruhen, entspannen, loslassen.
- Ein heilendes Bad nehmen oder heiß duschen.

Ernährung und Heilkräuter

- Sattvische Ernährung, eher wenig essen.
- Viel Flüssiges essen und trinken.

Ayurveda

- *Shatavari* wirkt hormonausgleichend – ein Phytoöstrogen.
- *Panchakarma*.
- *Abhyanga*, aber nicht während der Menstruation.
- *Brahmi* zur Beruhigung des Nervensystems.

Migräne

Asanas

Nackenübungen tonisieren die Nerven, die über den Nacken in den Kopfbereich hineinführen. Sie helfen, den Schulter- und Nackenbereich zu entspannen und die Durchblutung des Gehirns zu verbessern. Sie bauen Spannungen ab und beruhigen. Auch Vorwärtsbeugen und Umkehrhaltungen können sehr hilfreich sein, jedoch nicht bei akuter Migräne. Wer einen Migräneanfall hat, kann es mit den *pranayamas* versuchen oder mit einer Visualisation. Dabei liegt man und stellt sich vor, dass sich die Hände in kaltem Wasser befinden. Dadurch kann Hitze aus dem Kopf gezogen werden.

Uttanasana – Vorwärtsbeuge
Bei Migräne ist die Durchblutung zum Kopf eingeschränkt. Bei der Vorwärtsbeuge wird die Durchblutung im Kopfbereich angeregt, und die Nerven, die die verschiedenen Organe mit dem Kopf verbinden, werden stimuliert.

Sharvangasana – **Schulterstand**

Die Umkehrstellungen lösen Verspannungen im Schulterbereich und verbessern die Durchblutung zum Kopf. Besonders viel Blut kann zur Hirnanhangdrüse fließen, die sich im Kopf befindet. Diese unterstützt die Funktion des endokrinen Systems und die Gesundheit des Körpers.

Pranayamas

Candra bhedana – **Mondatmung**

Möglichst lange durchführen. Kühlt und intensiviert den Zugang zur Intuition, sodass der Kopf entlastet wird.

Anuloma viloma – **Wechselatmung**

Entspannt und vernetzt die beiden Gehirnhälften, die rechte und die linke Seite. Dadurch werden die beiden Pole, der männliche und der weibliche, in Harmonie gebracht. Wenn z. B. eine Fixierung auf die linke Gehirnhälfte, die analytische Seite, vorliegt, wird ein Ausgleich zur rechten Gehirnhälfte, der intuitiven, kreativen Seite, hergestellt. Zudem ist die Wechselatmung beruhigend für das Nervensystem, also auch für die Nervenzellen im Gehirn.

Kriyas

- *Jalneti*, Nasenspülung, hält die Nebenhöhlen frei. Die Nase ist der Eingang des *prana*, der Lebensenergie, zum Gehirn. Danach ayurvedisches Nasenöl oder Sesamöl in die Nase reiben.

- *Kapalarandhra dhauti,* Gesichtsmassage, hilft bei Verspannungen im Gesicht und Kieferbereich.
- *Nasya*, Nasenbehandlung.
- *Netra dhauti*, das Augenbad, hilft auch gegen die Verspannungen, die durch brennende und schmerzende Augen entstehen. (Auch Kopfschmerz und Migräne können so auftreten.)
- *Jivha shodhanam*, Zungenreinigung, zur Entfernung der Toxine.
- *Gandusha*, Ölziehen, zum Entfernen von Toxinen.
- *Shankaprakshalana*, Darmreinigung, kann sehr hilfreich sein. Wenn die Gifte und Belastungen weg sind, kann die Lebensenergie wieder fließen.

Impuls zur Veränderung

Oft sind hier die Gedanken auf Probleme fixiert. Man fragt sich auch, was die anderen über einen denken. Somit ist man von seiner inneren Stimme, der Intuition, abgetrennt. Gewohnheitsmäßig werden die intuitiven lebendigen Gefühle ignoriert. Die Aufmerksamkeit liegt häufig bei den Erwartungen der anderen. Damit entsteht eine Distanz zu sich selbst, zur wahren Natur und dem eigenen Wert. Nun ist es Zeit, sich zu entspannen, die Energie des Herzens und der lebendigen inneren Weisheit zu hören und die Fixierung des Kopfes loszulassen.

> Wenn du wirklich unglücklich sein willst, dann denke darüber nach, was andere über dich denken.
>
> *Marshall B. Rosenberg*

Yogaphilosophie

Patanjalis *Yogasutra III.33*: Aus der Konzentration auf das Licht entsteht höchste Intuition.

Wenn man sich nicht mehr auf den Kopf und die Gedanken fixiert, weiß man zunächst oft nicht, was man tun soll. Sich auf die Intuition verlassen, die innere Stimme – was ist das? Und wie entwickelt sich ein Zugang zu dieser Weisheit aus dem eigenen Selbst? Indem man dieser inneren Stimme Raum gibt und lernt, auf sie zu hören. Am allerbesten kann Intuition in der Stille entstehen.

Reflexion

- Versuche, fünf Minuten Stille, *mauna*, am Tag zu üben.
- Versuche, nicht so viel zu denken. Gedanken blockieren oft den Zugang zur inneren Stimme der Intuition. Wenn Gedanken kommen, lasse sie einfach ziehen, ohne sie zu werten.
- Übe *anitya bhavana* (Seite 300) täglich.
- Lege dir ein Tagebuch zu, in dem du vermerken kannst, wann die Migräne ausgelöst wird. Dies ist *svadhyaya*, das Selbststudium.

Yoga means silence. Yoga bedeutet Stille.

Gesunde Routine

- Finde heraus, welche Faktoren die Migräne auslösen könnten (bestimmte Nahrungsmittel, Hitze, Parfüm, Kleidung, Pollen etc.).
- Viel Entspannung und guter Schlafrhythmus.

Ernährung und Heilkräuter

- Sattvische Ernährung.
- Bei Schmerzen *kitchari*, eine Mahlzeit aus Reis und Mungdal essen oder nur Flüssignahrung. Oder fasten.
- Viel heißes Wasser trinken zur Entgiftung.
- Rosmarintee trinken.

Ayurveda

- *Shirodhanga* mit Rosenöl.
- *Shirobhyanga*.
- Abends die Füße mit *brahmi-ghee* massieren zur Beruhigung und Stressreduzierung.
- *Shirodhara*.
- *Brahmi* als Nervennahrung.
- *Triphala* zur Entgiftung.
- *Ashvagandha*.

Tipps

Frau, 40 Jahre: »Bei einem schweren Migräneanfall machte ich dreißig Minuten lang die Mondatmung, danach war die Migräne verschwunden.«

Frau, 27 Jahre: »Mir hilft bei einem Migräneanfall die Entspannung in *shavasana* mit folgender Vorstellung: die Augen und das Gehirn in den Hinterkopf sinken lassen. Mein Kopf entspannt sich dann langsam.«

Multiple Sklerose (MS)

Asanas

Möglicherweise spielt Stress eine Rolle bei MS, daher *asanas* üben, um Stress zu vermeiden und auch um den Stress zu verkraften, der durch die Krankheit entsteht. Es entsteht eine höhere Achtsamkeit dem Körper gegenüber. Die Balance und Koordination werden verbessert, die festgehaltenen Muskeln losgelassen. Schlechte Haltung kann zu Muskelanspannung und Schmerzen führen, daher hilft die Aufrichtung, dies zu vermeiden. Auch die Laune wird verbessert. Geübt werden kann im Rollstuhl, auf einem Stuhl, mit Hilfsmitteln, Abwandlungen je nach Grad der Krankheit. Mental: Die Stunden auf die Möglichkeiten, die man hat, nicht auf die Limitierungen ausrichten!

Sukhasana mit *jnana mudra* – Glücksstellung mit Siegel der Erkenntnis

Das *mudra* sorgt für Kraft in den Muskeln und Nerven. Die Bewegung von elektrischen Impulsen entlang der Nerven wird erleichtert. Gut bei Lethargie und Müdigkeit, ein häufiges Symptom der Krankheit, fördert Enthusiasmus.

Dandasana mit *namaste* – Stock mit *namaste*

Eine sehr gute Übung gegen Muskelspasmen, ein häufiges Symptom bei MS. Wer kann, kann auch die Vorwärtsbeuge mit dem Rücken nach Westen üben. Der Rücken wird aufgerichtet und gekräftigt.

Pranayamas

Brahmari – Bienenatmung

Sehr gut bei allen Erkrankungen des Nervensystems. Beruhigt die Nerven.

OM tönen

Das *OM* ist ein sehr beruhigender Laut, besonders für die Nerven. Nach einigen Malen kann man schon die Wirkung spüren. Die vibrierende Komponente beim Tönen vom *OM* hat therapeutischen Wert, ganz besonders bei einer neuralen Störung.

Kriyas

- *Jalneti*, Nasenspülung, mit kaltem Wasser wie bei allen Nervenstörungen.
- *Jivha shodhanam*, Zungenreinigung, ist wichtig, da im ganzen Körper viele Gifte sind.
- *Gandusha*, Ölziehen, ebenso.
- *Shankaprakshalana*, Darmreinigung, zur Entgiftung nach Absprache mit dem Arzt.

Impuls zur Veränderung

Der Widerstand, sich selbst als wunderbares Wesen anzuerkennen, könnte sich in eine Härte im Inneren entwickelt haben. Negative Gedanken über sich selbst aufgrund einer biografischen Gegebenheit sollen sich verwandeln in echte Wärme, Fürsorge und Freundlichkeit für sich selbst. Dann kehren Freude und Güte ins Leben zurück.

Yogaphilosophie
Patanjalis *Yogasutra III.23:* Die Meditation über die Freundlichkeit kann diese innere Haltung in uns stärken.

Durch die Wahl von freundlichen, liebevollen und gütigen Gedanken, insbesondere über sich selbst, entsteht Weichheit. Dadurch kann sich der Widerstand auflösen. Alles Starre, Harte und Verbitterte kann gehen, wenn man lernt, mit sich selbst in eine liebevolle Kommunikation einzutreten.

Reflexion
- Schaue jeden Morgen nach dem Frischmachen in den Spiegel, und zähle sieben verschiedene Dinge auf, auf die du stolz bist, dass du sie gemacht hast.
- Versuche, Tieren und Pflanzen freundliche Gedanken und Worte zu geben.
- Versuche, dich über etwas Gutes zu freuen, was einem anderen Menschen widerfährt.
- Schreibe jeden Tag fünf positive freundliche Begebenheiten auf, die du erfahren konntest.

Gesunde Routine

- Viel spazieren gehen, um mobil zu bleiben.
- Regelmäßige *asana*-Praxis.
- Massagen können bei den Muskelspasmen helfen und entspannen.
- Bei Depressionen, die oft mit der Krankheit einhergehen, wäre es gut, eine Gesprächstherapie zu machen.
- Leber entgiften, einfache Methode: ein Glas lauwarmes Wasser mit Honig am Abend.
- Manche MS-Patienten empfinden auch die Traditionelle Chinesische Medizin als hilfreich.
- In den USA gab es eine Studie über MS-Patienten, die andere MS-Kranke am Telefon in einer Hotline berieten. Den Beratern ging es nach einiger Zeit wesentlich besser.
- Einen inneren Raum für Heilung und Behandlung schaffen.

Ernährung und Heilkräuter

- Sattvische Ernährung.
- Ingwer und *Kurkuma* wirken entzündungshemmend.
- Omega-3-Fettsäuren wirken entzündungshemmend.
- Schisandrabeere stabilisiert die Gehirnfunktion, steigert den antioxidativen Schutz im Gehirn.

Ayurveda

- *Abhyanga* ist sehr beruhigend für die Nerven.
- *Panchakarma*-Kur (in Indien gibt es eine Spezialklinik für MS).
- *Triphala* einnehmen, um Verstopfung zu vermeiden.

Tipps

Buch von Dr. Loren M. Fishman: *Yoga and Multiple Sclerosis. A journey to health and healing.* Der Autor ist ein sehr inspirierender Yogalehrer, der fundiert alle Yogaübungen bei MS beschreibt. Er hatte selbst die Krankheit, ist 70 Jahre alt und unterrichtet noch.

DVDs: Baron Baptiste, ein amerikanischer Yogalehrer, hat eine DVD herausgebracht, die man kostenlos bestellen kann unter: www.mymsyoga.com

Nebenhöhlenentzündung
(Sinusitis)

Asanas

Sharvangasana – **Schulterstand**

Die Umkehrhaltungen verhalten sich wie ein natürlicher Spülmechanismus auf die blockierten Nebenhöhlen. Das Blut fließt mit gewaltiger Kraft in die stagnierten Stellen, um dort die Sekretion in den Nasenwegen zu reinigen, und ermöglicht dadurch wieder ein freies Atmen. Wird der Schulterstand für einige Zeit gehalten, bis man sich beim Üben entspannt, dann öffnen sich die Nebenhöhlen normalerweise, was Erleichterung bringt. Die regelmäßige Praxis von Umkehrhaltungen hilft dabei, die Nebenhöhlen und das Atmungssystem gesund zu erhalten.

Uttanasana – **Vorwärtsbeuge**

Bei der Vorwärtsbeuge werden die Nebenhöhlen gespült, und der Druck löst sich. Sie führt zu Entspannung, Loslassen und Vertrauen, fördert damit die Intuition.

Pranayamas

Brahmari und *OM* tönen – Bienenatmung und *OM* tönen
Hierbei werden Klangvibrationen erzeugt, die der Luft ermöglichen, sich zwischen den Sinusmembranen hin und her zu bewegen. Diese Bewegung der Luft hilft, die winzigen Gänge (Ostia), die die Nase mit den Nebenhöhlen verbindet, zu öffnen, sodass der Schleim sauber abgeführt werden kann und sich nicht ansammelt. Dadurch entsteht eine gesunde Umgebung. Die Nebenhöhlen werden durch Summen belüftet.

Surya bhedana – Sonnenatmung
Die Sonnenatmung, insbesondere wenn sie schnell ausgeführt wird, verstärkt die Hitze, sodass der Schleim im Bereich der Nebenhöhlen »verbrannt« wird. Dadurch wird die Nasenhöhle gereinigt.

Kriyas

- *Jalneti*, Nasenspülung, unterstützt die Reinigung von Schleim, die Entzündung wird vermindert. Wenn die Nebenhöhlenentzündung schon stark geworden ist, wird von jalneti abgeraten, da unter Umständen das Wasser in den Nebenhöhlen zu einer Verschlimmerung der Symptome führen kann.
- *Gandusha*, Ölziehen, kann mehrfach am Tag durchgeführt werden, am besten vor den Mahlzeiten, um die Toxine schneller loszuwerden.
- *Kapalarandhra dhauti*, Gesichtsmassage, leicht durchgeführt, kann zur Entspannung des Gesichtes führen, da starke Ge-

sichtsverspannungen und Gesichtsschmerzen einen Teil der Symptomatik darstellen.

Impuls zur Veränderung

Sind die Nebenhöhlen zu, ist auch der Zugang zum Unterbewusstsein blockiert. Die »Höhlen« sind schwer zugänglich und verhindern das Spüren der Intuition, die mit dem dritten Auge, dem *ajna cakra,* verbunden ist. Tatsächlich ist die Stille genau der Ort, an dem die Intuition auf uns wartet. Wie bei der Erkältung ist der Rückzug bei der Sinusitis erzwungen. Verschnupft, »beleidigt« und mit vielen Schmerzen möchte man nicht so gern unter Menschen. In der Stille lernt man, die eigene innere Weisheit wahrzunehmen, ihr zu vertrauen und zu folgen.

Yogaphilosophie
Patanjalis *Yogasutra III.2*: Im Zustand der Meditation sind alle Aktivitäten des Geistes in einem ununterbrochenen Fluss auf dieses Objekt hin ausgerichtet.

Durch die ununterbrochene Konzentration auf nur dieses eine Objekt entsteht ein tiefes Verständnis von diesem Gegenstand. Im Geist kann sich eine Stille ausbreiten, ein innerer Raum, in dem intensives Verstehen stattfinden kann. In der Stille kann sich die Intuition entwickeln. Die Intuition, unsere innere Stimme, ist dem gewöhnlichen Intellekt überlegen. Sie ist das, was man auch den sechsten Sinn nennt, z. B. ein bestimmtes Bauchgefühl in einer Entscheidungssituation. Bei der Meditation wird daher der Zugang zum Unterbewusstsein, der bei der Nebenhöhlenentzündung oft blockiert ist, wieder geöffnet. Man lernt, sich intensiv zu spüren und wahrzunehmen. Die Intuition, die Verbindung zu sich selbst und zur eigenen inneren Stimme kann langsam wachsen und die Blockade lösen.

Reflexion

- Lege dich mit einer Wärmflasche und einem Augenkissen in dein Bett, und versuche zu meditieren. Lasse die Gedanken kommen und gehen, ohne sie zu bewerten. Genieße es, mit dir allein zu sein. Gib der Weite und Offenheit im Inneren Raum.
- Versuche, auch wenn du etwas tust und nicht im Bett liegst, immer wieder zwischendurch die Augen zu schließen und die Verbindung zu dir selbst zu spüren.
- Gönne dir viel Ruhe von äußeren Einflüssen wie Fernsehen, Radio, Computer, sodass sich dein innerer Raum entwickeln kann.

Gesunde Routine

- Versuche, dich auszuruhen und die *asanas* nur zu visualisieren.
- Nachts stets etwas auf dem Kopf und Socken tragen.
- Dampfbäder mit ätherischen Ölen und Gurgeln mit warmem Salzwasser.
- Zimmer mindestens 15 Minuten gut durchlüften.
- Heiße Wärmflasche auf das Gesicht legen, Handtuch dazwischen.
- Meditation im Liegen, die Augen schließen und loslassen.

Ernährung und Heilkräuter

- Eher wenig essen, viel Flüssiges, damit der Körper nicht durch die Verdauung noch mehr Energie verliert.
- Ingwerwasser, Ginseng, Echinachea und Spirulina zu sich nehmen.
- Keine Milchprodukte (schleimbildend).
- Viel trinken, vor allem Warmes.
- Für die Nase: ätherische Öle wie Kampfer, Pfefferminze bzw. Tigerbalsam inhalieren.
- Huflattichtee, Thymiantee, Salbeitee.
- Vitamin C, täglich 500 mg für drei Monate.
- Zwiebel, Rettich, Radieschen essen.
- Grapefruitkernextrakt ist sehr wirkungsvoll.

Ayurveda

- Sinusitis basiert auf einem *kapha*-Ungleichgewicht.
- Ingwertee trinken, Ingwerbad nehmen, 1/3 Tasse Ingwer und 1/3 Tasse Backpulver vermengen und ins Badewasser geben, Dampfbad mit Ingwer.
- *Nasya-ghee* mit nach hinten gelegtem Kopf einmal am Tag jeweils in ein Nasenloch geben und tief nach oben ziehen.
- Ayurvedisches Wasser, wird 20 Minuten blubbernd gekocht (geht tiefer in die Zellen als kaltes Wasser, ist kalkfrei und reinigend), eventuell frische Ingwerscheiben hinzufügen.
- Fenchel und Anis kauen (schleimlösend).
- Mit Kampfer inhalieren.

- Knoblauch ist ein natürliches Antibiotikum, stützt das Immunsystem.
- *Neem*-Blätter kauen (in Apotheken erhältlich), natürliches Antibiotikum, wirkt ähnlich wie Echinacea.
- Heiße Fußbäder mit Zitrone und Salz.
- *Tulsi*, das indische Basilikum, wirkt sehr gut bei jeder Form von Erkältung. Sehr effektiv ist *tulsi*-Saft, bei uns kann man eine *tulsi*-Flüssigkeit verwenden, etwas schwarzen Pfeffer und Ingwer hinzufügen, alles mischen und abends einnehmen.

Tipp

Besonders gute Wirksamkeit hat das Schälen einer unbehandelten Zitrone. Die Schalen mit der weißen Seite auf die Unterseite der Fußsohle legen. Socken anziehen und über Nacht einwirken lassen. Am nächsten Morgen die Schalen entsorgen, Socken waschen. Dabei werden die Toxine nach unten abgeleitet.

Niedriger Blutdruck (Hypotonie)

Asanas

Surya namaskar – kleines Sonnengebet
Das kleine Sonnengebet sorgt für eine gute Durchblutung und Bewegung des ganzen Körpers. Dabei wird gut Sauerstoff aufgenommen, sodass die mit dem niedrigen Blutdruck einhergehende Müdigkeit aufgehoben werden kann. Die Konzentration auf die Sonne, die aktive Seite des Menschen, baut Energie auf.

Sharvangasana – Schulterstand
Der Schulterstand macht wach und hilft, das Blut in Richtung Kopf zu bringen. Die Durchblutung des ganzen Körpers wird angeregt.

Pranayamas

Surya bhedana – Sonnenatmung
Der Sonnennerv, *pingala nadi,* wird gestärkt. *Pingala nadi* ist einer der drei Hauptenergiekanäle im Yoga. Diese Energiekanäle (*nadis*) sind feinstofflich, sie sorgen dafür, dass die Energie frei durch den

Körper fließen kann. Durch die Stärkung des Sonnennervs wird der Geist beruhigt und kann sich besser konzentrieren. Die Hitze, das Feuer im Körper, wird aktiviert und setzt Energie frei. Die schlecht durchbluteten Körperteile werden wieder warm, der Geist wach.

Ujjayi – siegreicher Atem

Diese Atmung kann für ein normales Blutdrucklevel sehr wertvoll sein. Der Kreislauf wird aktiviert, *agni,* das Verdauungsfeuer, und damit die Hitze im Körper werden angeregt.

Kriyas

- *Jalneti*, Nasenspülung, mit kaltem Wasser.
- *Jivha shodhanam*, Zungenreinigung.
- *Gandusha*, Ölziehen.

Impuls zur Veränderung

Wenn man das Blut mit einem Fluss vergleicht und die Gefäßwände mit dem Flussufer, dann ist beim niedrigen Blutdruck das Flussbett nie wirklich voll, sondern ausgetrocknet. Es kann der Mut fehlen, sich bis an die Grenze auszubreiten. Ganz präsent sein, für sich einstehen und eine klare Position beziehen, mag schwerfallen. Aus diesen Gefühlen von Ohnmacht aufzutauchen in eine dynamische Handlungsenergie und ganz bewusst umzusetzen, was für einen wichtig ist, ist die einzig wirkliche Möglichkeit, den niedrigen Blutdruck umzuwandeln, da alle anderen Therapieformen nur kurzzeitig wirken, nur solange es einen direkten Energieeinsatz gibt, der den Blutdruck zum Ansteigen bringt.

Yogaphilosophie

Patanjalis *Yogasutra II.1*: Der Yoga der Handlung besteht aus Selbststudium, Willensanstrengung und der Hingabe der Früchte der Arbeit an Gott.

Beim niedrigen Blutdruck besteht ein Gefühl von Ohnmacht, besonders in Konfliktsituationen. Dies zeigt sich in den Symptomen von Mattigkeit, Schwindel und Müdigkeit. Man braucht Energie und Tatkraft, um sich auseinanderzusetzen und um *tamas,* den Widerstand, zu überwinden. Im *Yogasutra II.1* werden die Eigenschaften des *kriya Yoga*, des Yoga der Handlung, aufgezeigt. Hier geht es darum, ins Handeln zu kommen und die nötige Energie für sich selbst aufzubringen. Diese Energie kann mit *tapah,* der Hitze, Askese oder Willensanstrengung, einem der drei Merkmale des *kriya Yoga,* entwickelt werden. Bei *tapah* wird täglich etwas getan, was ein wenig schwerfällt, um den Willen zu stärken. Das kann eine kalte Dusche sein, auf Süßigkeiten oder Kaffee verzichten, etc. *Tapah* ist wie ein Feuer, das die Dinge niederbrennt, die wir nicht mehr brauchen, wie z. B. unsere Vergangenheit. Damit kann auch die Ohnmacht überwunden werden und in Wirksamkeit übergehen.

Reflexion

- Versuche, in einem kleinen Konflikt für dich einzustehen und deine Bedürfnisse ohne Schuldzuweisung zu artikulieren, sodass der andere genau weiß, was du fühlst und was du jetzt brauchst.

- Rubble den ganzen Körper frühmorgens mit einer Trockenbürste ab. Das regt den Kreislauf an und wirkt besser als Kaffee.
- Wasche dein Gesicht morgens mit kaltem Wasser, und bewege dich gleich.

Gesunde Routine

- Viel Wasser trinken, sodass das »Flussbett« ausgefüllt wird.
- Sport treiben, um die Durchblutung und den Kreislauf anzuregen.
- Ausgetretene Pfade verlassen und sich verwöhnen mit einer Reise, Massage etc.
- Langsam vom Bett aufstehen, um Schwindel zu vermeiden.

Ernährung und Heilkräuter

- Werden dem Körper bei der Hypotonie kleine Mengen an Speisen zugeführt, so führt dies zu einem einigermaßen konstanten Blutzuckerspiegel. Öfters kleinere Mengen essen.
- Um den Körper vor einer durch Flüssigkeitsmangel verursachten Hypotonie zu schützen, empfiehlt es sich, sehr viel zu trinken und ausschwemmende Nahrungs- und Genussmittel wie Kaffee zu meiden.
- Scharfe Gewürze wie Chili, Ingwer oder Kurkuma regen den Kreislauf an.
- Arnika hat eine blutdrucksteigernde Wirkung, als Tinktur einnehmen.

- Rosmarintee, eine Tasse morgens, eine abends, regt den Blutdruck an.

Ayurveda

- *Ashvagandha* ist blutdrucksteigernd und vermehrt die Lebense-
  nergie.
- *Mardana*, eine stoffwechselanregende Ölmassage mit hohem
  Druck.
- *Shirodhara*.
- *Shirobhyanga*.

Tipp

Frau, 36 Jahre: »Vor lauter Arbeit und Aufgaben wurde mir eine Zeit
lang schwindlig. Ich hatte zwar niedrigen Blutdruck, aber vorher
war das nicht so gewesen. Ich beschloss, für zwei Monate Urlaub am
Meer zu machen. Danach wurde mir nie wieder schwindlig.«

Parkinson

Asanas

Vrikshasana an der Wand – Baum an der Wand
Der Baum an der Wand, abgestützt mit einer Hand und mit geschlossenen Augen, hilft gut beim Erspüren des Gleichgewichts, das bei Parkinson oft gestört ist. Zudem stärkt der Baum das Selbstvertrauen, auch in der Krankheit seine Wurzeln zu spüren und die Fähigkeit, sich nach oben hin zu verwandeln.

Prasarita padottanasana – Vorwärtsbeuge mit gespreizten Beinen
Hierbei werden die Oberschenkelmuskeln gedehnt, die oft sehr steif sind. Auch andere Vorwärtsbeugen wie *uttanasana* machen die Oberschenkelmuskeln wieder weicher und flexibler.

Pranayamas

Anuloma viloma – Wechselatmung
Beruhigt das Nervensystem, besonders wichtig bei neurologischen Erkrankungen.

Brahmari – **Bienenatmung**

Beruhigt das Nervensystem und hilft, die Stimme zu verbessern, die bei Parkinson oft leidet.

Kriyas

- *Jalneti*, Nasenspülung, mit kaltem Wasser, jeden Tag zweimal, sehr wichtig.
- *Nasya*, Nasenbehandlung.
- *Jivha shodhanam*, Zungenreinigung.
- *Gandusha*, Ölziehen.
- *Kapalarandhra dhauti*, Gesichtsmassage, ist sehr gut gegen die häufigen Gesichtsverspannungen.

Impuls zur Veränderung

Beherrschen und Unter-Kontrolle-bringen-Wollen weisen auf eine innere Ohnmacht hin. Immer wenn man sich ohnmächtig fühlt, ist ein Bedürfnis nach Wirksamkeit nicht erfüllt. Wirksamkeit hat etwas mit einer inneren Entwicklung zu tun, bei der man Kontakt mit der eigenen Kraft bekommt und nicht mit Macht und Kontrolle über die Situation. Hat man die Verbindung mit dem inneren Wesenskern gestärkt, kann sich alles entspannen und in Freiheit und völligem Vertrauen fließen.

Yogaphilosophie

Patanjalis *Yogasutra I.20*: Vertrauen gibt uns die notwendige Kraft, Widerstände erfolgreich zu überwinden und fokussiert weiterzugehen.

Vertrauen ist einer der wichtigsten Wegweiser Patanjalis. Vertrauen in sich selbst und in eine höhere Realität (wem das nicht möglich ist, der kann sein Vertrauen in etwas, was ihm wichtig ist – wie die Natur, das Universum, die Liebe etc. –, kultivieren) lässt das Leben fließen. Bei allen Krankheiten ist es ganz besonders heilsam, Vertrauen in sich selbst und in seine Heilung zu entwickeln. So kann der Widerstand – hier: die Krankheit – überwunden werden. Es ist das Gegenmittel zur Angst, die uns zu Kontrolle und Festhalten, also in die Starre, bringt. Loslassen entwickelt sich durch tiefes Vertrauen, dass das Leben es immer gut mit uns meint.

Why are you worried, you are in his hands.
Warum machst du dir Sorgen, du bist in seinen Händen.

Weisheit aus Indien

Reflexion

- Versuche, viel zu beten. Lass das Gebet von Herzen kommen. Die Worte sind nicht so wichtig wie die innere Haltung.
- Beobachte, wie viele Male am Tag du Unterstützung erhältst. Versuche, sehr genau zu beobachten. Wenn du es merkst, kannst du dich innerlich dafür bedanken.

- Mache eine Biografiearbeit und finde heraus, wie sich diese Krankheit entwickelt hat. Jede Krankheit hat eine eigene Biografie, und wenn man sie versteht, kann man sich überlegen, wie sie entstanden ist. Die Wurzel der Krankeit ist auch ihre Heilung.
- Male einen Lebensfluss aus der Biografiearbeit (siehe Seite 313). Daran kannst du erkennen, wie viel Gutes in deinem Leben enthalten ist, trotz der derzeitigen Schwierigkeiten.

Gesunde Routine

- Ruhen, entspannen, loslassen.
- Meditation.

Ernährung und Heilkräuter

- Sattvische Ernährung.
- Grüne Smoothies.
- Afa-Klamath-Algen.
- Die Gojibeere hilft, das Gehirn vor dem Verfall zu bewahren.
- Die Aroniabeere ist ein wirksames Antioxidans.
- Die Schisandrabeere stabilisiert die Gehirnfunktion und steigert den antioxidativen Schutz im Gehirn, wirkt auch bei MS und Alzheimer.

Ayurveda

- *Panchakarma*-Kur über längere Zeit, in Indien gibt es Spezialkliniken.
- Jeden Tag *abhyanga* mit *mahanarayana*-Öl.
- *Brahmi*.
- *Ashvagandha*.

Tipps

Katharina Pichler hat ein System nach dem Erfahrbaren Atem von Ilse Middendorf entwickelt, bei dem sich die Stimme und die Sprechschwierigkeiten, die oft durch Parkinson ausgelöst werden, verbessern können.

Lange Entgiftungskuren, besonders zur Blutreinigung, können sehr wirksam sein, siehe auch das Buch »Morbus Parkinson« von Manfred J. Poggel.

Posttraumatische Belastungsstörung (PTBS)

Asanas

Sukhasana mit _abhaya mudra_ – Glücksstellung mit Siegel der Furchtlosigkeit

Das _mudra_ der Furchtlosigkeit wirkt gegen Ängste und Depression. Es fördert die Erfüllung, stärkt die innere Kraft und den Lebensmut. Auch Eifersucht kann in Erfüllung transformiert werden.

Natarajasana – Tanz des _Shiva_

Diese Haltung fördert Leichtigkeit und Lebensfreude. Die Energie kann wieder fließen. Gut bei Depression und Erstarrung.

Pranayamas

Anuloma viloma – Wechselatmung

Die Wechselatmung verbindet die beiden Gehirnhälften, die beim Trauma oft getrennt werden. Sehr gut für die Beruhigung des Nervensystems und die innere Harmonie.

***Ujjayi-Atmung* – siegreiche Atmung**
Wirkt sehr gut bei Depression. Beruhigt die Nerven.

Kriyas

- *Jalneti*, Nasenspülung, mit kaltem Wasser, damit können alle psychischen Erkrankungen behandelt werden, besonders hilfreich bei Numbing, emotionaler Taubheit.
- *Kapalarandhra dhauti*, Gesichtsmassage, wirkt gut bei angespannten und erstarrten Gesichtsmuskeln.
- *Jivha shodhanam*, Zungenreinigung.
- *Gandusha*, Ölziehen.
- *Shankaprakshalana*, Darmreinigung, hilft, alte emotionale Muster aufzulösen.

Impuls zur Veränderung

Durch die Unterstützung und Einfühlung liebevoller Menschen kann neues Vertrauen geschöpft werden. Das Trauma ist wie ein Schrank, der umgeworfen wurde. Die durcheinandergewirbelten Einzelteile müssen jetzt wieder neu geordnet werden. Am besten sucht man sich Unterstützung bei der Integration dieser Erfahrung. Aus der Erstarrung entsteht dann eine neue sinnvolle Bewegung. Viel Ruhe, Regeneration und die Natur helfen, wieder in die Balance zu kommen.

Yogaphilosophie

Patanjalis *Yogasutra I.1*: Jetzt wird Yoga gelehrt.

Das erste *Yogasutra* ist ein Aufruf, ganz in diesen Moment des Lebens zu kommen. Jetzt beginnt etwas, jetzt geschieht etwas, gerade jetzt. Weder in der Vergangenheit noch in der Zukunft. Eine Einladung, ganz präsent und ganz man selbst zu sein. Beim Trauma und der PTBS sind die Gedanken oft in der Vergangenheit gefangen. Das traumatische Erleben wird wieder und wieder erinnert, drängt sich in die Gegenwart. Daher kann die Beachtung dieses *sutras* einem Aufwachen gleichkommen: Jetzt bin ich hier, jetzt lasse ich die Vergangenheit los, jetzt tauche ich ein in diesen Augenblick und erfahre Lebendigkeit. Die Vergangenheit verliert ihre Macht und öffnet den Raum für das Neue. Es geht darum, sich von Konzepten zu lösen und ganz frei zu werden. Auch von dem Selbstkonzept, wie man einmal gewesen ist. Vor dem Trauma war man ein anderer Mensch. Jetzt ist man eine Stufe weiter, sobald diese Erfahrung in das Leben integriert werden kann.

Reflexion

- Überlege dir, was dir jetzt, in diesem Moment, Freude bereiten und dir helfen kann, dich wieder wohlzufühlen. Es kann etwas Kleines sein wie Teetrinken. Trotz des Schmerzes kann man wieder in die Gegenwart kommen.
- Versuche, etwas Gartenarbeit zu machen. Wenn das nicht möglich ist, besorge dir eine Pflanze und pflege sie gut.
- Wenn du dich unwohl fühlst, versuche, mit diesem Gefühl in Kontakt zu kommen und es wieder ziehen zu lassen.

- Denke daran, dass dieser Augenblick deine Heimat ist. Die Vergangenheit ist vorbei.

Gesunde Routine

- *Karma* Yoga bedeutet, immer eine kleine Beschäftigung zu haben, z. B. zu stricken, zu putzen usw., damit der Geist nicht ins Leere abdriften kann. Beim *karma* Yoga macht man sich in irgendeiner Form nützlich und beschäftigt sich, sodass die Gedanken dadurch in Zaum gehalten werden.
- Abgesehen vom *karma* Yoga hat Dr. Jayadeva sehr zu Gartenarbeit und zum Spielen von Musikinstrumenten geraten. Dadurch können die Emotionen kanalisiert werden. Wer keinen Garten hat, kann sich schöne Pflanzen auf das Fensterbrett stellen und sie gießen, pflegen, sie beobachten. Und wer sich sehr allein fühlt, kann auch mit ihnen sprechen.

Ernährung und Heilkräuter

- Sattvische Ernährung.
- Fresh food – fresh mind!
- Frisch ausgepresste Säfte, mit grünen Wildkräutern.
- Frische Salate und frisches Gemüse.
- Johanniskrauttee trinken.
- Baldrian.
- Vitamin B, B_{12} und Vitamin E.

Ayurveda

- *Brahmi-ghee* abends vor dem Schlafen in jedes Nasenloch geben.
- *Brahmi* beruhigt das Nervensystem.
- Die Fußsohlen und den Kopf entweder mit warmem Sesamöl oder mit *brahmi*-Öl einmassieren.
- *Abhyanga*, Selbstmassage, täglich – das Beste für das Nervensystem.
- *Shirodhara* wirkt bei Erkrankungen des Nervensystems.
- *Cyavanaprasha* tonisiert und stärkt.

Ein Yogi spricht: Dr. Jayadeva Yogendra

»Holen Opportunisten das meiste aus einer Situation heraus? Auf den ersten Blick mag es scheinen, als wenn die, die alles zu ihrem Vorteil nutzen, sehr clever sind. Aber lässt sich nicht alles von verschiedenen Seiten sehen? Kann z. B. ein Frosch mit Erfolg rechnen, wenn er so begierig auf die Fliege vor sich ist, dass er die Schlange hinter sich vergisst? Die Fliege zu schnappen ist eine Sache, die Schlange nicht zu beachten eine andere.

Bloße Therapie ist nicht das Ziel von Yoga. Die Milderung oder Heilung von Krankheiten ist ein erfreuliches Nebenprodukt, das von selbst eintritt, wenn jemand durch Yogaübungen sein homöostatisches Gleichgewicht wiedergewinnt. Wenn ein Patient fröhlicher wird, lassen viele seiner Schmerzen und Wehwehchen von selber nach. Mehr noch als die *asanas* an sich hat die innere Haltung, mit der man die *asanas* ausführt, eine heilende Wirkung.

In der heutigen Zeit geht es uns in erster Linie um Benutzbarkeit. Alles Benutzbare erscheint uns gut, das nicht Benutzbare nicht.

Bei einem System wie Yoga ist heute die erste Frage: Wie lässt es sich für praktische Bedürfnisse nutzen? Ein Konzept wie Gott zum Beispiel lässt sich im alltäglichen Leben schlecht benutzen. Tatsache ist, dass wir gar nicht wissen, wie wir ein solches Konzept den ganzen Tag lang einsetzen könnten. Deshalb lehnt unsere Gesellschaft es ab, sich mit einem Konzept von Gottesgewahrsein zu beschäftigen.

Bei dem Versuch, Yoga zu verstehen, beschäftigen wir uns stattdessen mit Blutproben und elektrischen Impulsen in verschiedenen Körperteilen, als wenn diese Teile etwas über das ganze menschliche Wesen aussagen könnten! Studien werden durchgeführt, Vorträge geschrieben und Konferenzen abgehalten in der Absicht, ein derartiges Verständnis des menschlichen Körpers und Gehirns zu nutzen, um die Wissenschaft des Yoga für Zwecke der Körpererziehung, Therapie und Psychatrie etc. einzusetzen.

Yoga ist ein System, in dem es um die Kultivierung des Bewusstseins geht. Richtige Bemühungen sollten nur dahin gehen, dass die Praktizierenden integriertere und ausgeglichenere Persönlichkeiten werden. Sollte dies der Fall sein, dann werden die Betreffenden als Nebenerscheinung gesünder, entspannt, immun gegen Stress und lebensfroh. Erreichen sie es aber durch fehlgeleitete pseudohafte Yogaübungen nicht, integrierter und ausgeglichener zu werden, so unterscheiden sie sich bedauerlicher Weise in körperlicher und mentaler Hinsicht nicht von Zirkusakrobaten bzw. Jongleuren.«

Psoriasis

Asanas

Garbhasana – Stellung des Kindes

Die Stellung des Kindes wirkt beruhigend und lindert Stress. Immer wieder geht es darum, das sensible Nervensystem zu beruhigen. Auch mehrmals am Tag entspannende *asanas* machen.

Shavasana – Totenstellung

Mehrmals am Tag für ca. 10 bis 20 Minuten üben. Vermindert Stress, beruhigt das Nervensystem. Mehr Abstand zu den Ereignissen. Schuppenflechte verschlimmert sich bei Stress, daher ist dem Stressabbau viel Aufmerksamkeit zu widmen.

Pranayamas

Yogische Tiefenatmung

Mehrmals am Tag fünf Minuten tief ein- und ausatmen. Dabei werden Toxine entfernt, und alle fünf Elemente werden genährt.

Brahmari – **Bienenatmung**

Die Versorgung mit Sauerstoff wird gefördert. Die Bienenatmung beruhigt das Nervensystem, führt zu einem meditativen inneren Zustand, löst Stress.

Kriyas

- *Jalneti*, Nasenspülung, um ama, Toxine, aus dem Körper zu entfernen.
- *Jivha shodhanam*, Zungenreinigung, um ama zu entfernen.
- *Gandusha*, Ölziehen.
- *Shankaprakshalana*, Darmreinigung, zur Entgiftung. Darmgesundheit ist immer sehr mit der Gesundheit der Haut verbunden.
- *Nauli*, Bauchnabelübung, stärkt Bauch und Darm – die Organe im Unterleib –, wirkt aktivierend und regulierend auf das gesamte Verdauungssystem.

Impuls zur Veränderung

Bei der Schuppenflechte wird die Haut hart wie ein Panzer. Hinter dieser Schutzschicht kann sich eine starke Verletzbarkeit verbergen. Vielleicht möchten bestimmte Erfahrungen, die Schmerz auslösen könnten, vermieden werden. Es wäre gut, sich für alle Erfahrungen des Lebens zu öffnen, in dem Bewusstsein, dass die Seele davon unberührt bleibt. In Indien wird die Seele mit einem Schwan verglichen. Wenn der Schwan von der Wasseroberfläche losfliegt, sind seine Federn nicht nass. Genauso unberührt ist die Seele von allen materiellen Einflüssen.

Yogaphilosophie

Patanjalis *Yogasutra* II.18: Das Gesehene hat die Qualitäten des Lichts, der Aktivität und der Trägheit.

Diese drei Eigenschaften manifestieren sich in den Elementen und in den Sinnesorganen, und ihr Zweck besteht darin, dass sie zu Wohlergehen und Erlösung führen. In der Welt werden dem Menschen Erfahrungen angeboten. Diese dienen dazu, bestimmte Dinge zu lernen und den Menschen aus seinen Verstrickungen mit der Welt (Anhaftungen an Partner, Kinder, Arbeit etc.) zu befreien. Das ist die einzige Bedeutung, die diese Erfahrungen haben – sie dienen der Weiterentwicklung. In dem Moment, in dem die Erfahrung gemacht worden ist, ist sie bereits wieder vorbei. Sie hat keinen Bestand. Daher braucht man sich auch an die Ereignisse nicht zu binden und kann sie nur als Erfahrung sehen. Das führt zu mehr Leichtigkeit, ein Schutzpanzer ist nicht mehr nötig.

Reflexion

- Denke darüber nach, warum du so eine starke Schutzschicht hast. Welche Gefühle verbergen sich dahinter?
- Versuche, mit jemandem, der viel Verständnis und Erfahrung hat, über die Ängste vor der Verletzbarkeit zu sprechen.
- Versuche, alle Erfahrungen zu akzeptieren als Teil des Lernprozesses. Beobachte sie, ohne sie zu bewerten, offen und losgelöst.

Gesunde Routine

- Zur Leberentgiftung morgens Wasser mit Zitronensaft trinken, am Abend Wasser mit Honig trinken oder einen Leberwickel machen.
- Regelmäßig essen und schlafen.
- Vor dem Schlafen die Füße und den Kopf mit *brahmi*-Öl einreiben.
- Viel Wasser trinken zur Reinigung.
- Tagebuch führen.
- Die Haut feucht halten.
- Möglichst wenig kratzen und jucken.
- Hautverletzungen und -infektionen nach Möglichkeit vermeiden.

Ernährung und Heilkräuter

- Sattvische Ernährung, je nach Qualität der Hauterkrankung, manchmal ist mehr *vata* erhöht, manchmal *kapha* oder *pitta*.
- Scharfe Speisen können die Symptome verschlimmern.
- Auch Süßigkeiten können die Symptome verschlimmern.
- Sehr zu empfehlen sind frisch ausgepresste Säfte, besonders Karotte und Gurke und auch grüne Smoothies. Dazu werden Früchte einerseits und Wildkräuter oder grünes Gemüse andererseits (Spinat, Rucola etc.) mit etwas Wasser in den Mixer gegeben.
- Besonders hilfreich ist grünes Gemüse.
- Weizengrassaft.

- Aloe-vera-Saft trinken.
- Mit frischer Aloe die betroffenen Hautpartien einreiben.
- Nachtkerzenöl einnehmen, auch in Tablettenform, enthält Vitamin E, was für die Haut sehr wichtig ist.
- Zink.
- Sehr wichtig ist Vitamin D.
- Vitamin B.

Ayurveda

- *Brahmi* beruhigt die Nerven, gegen Stress.
- *Amla*, gut für die Haut, hoher Gehalt an Vitamin C.
- *Triphala* dient der Reinigung des Verdauungstraktes.
- *Neem* zur Blutreinigung, auch Blutegeltherapie ist möglich oder Knoblauch.

Tipp

Mann, 42 Jahre: »Zuerst wurde ich Vegetarier, die Schuppenflechtsymptome verbesserten sich dadurch, aber nicht so sehr. Dann ließ ich Brot und Zucker weg. Dadurch verschwand die Schuppenflechte fast völlig. Nur wenn ich einmal etwas mit Zucker esse, kommt es meist zu einer Reaktion der Haut. Besonders gut tut mir Buchweizen.«

Rückenprobleme

Asanas

Bhujangasana – **Kobra**

Die Kobra ist eine der besten Übungen bei fast allen Rückenerkrankungen. Die Muskeln werden dabei gefestigt, die Flexibilität und Durchblutung der Wirbelsäule gefördert. Als Rückwärtsbeuge stärkt sie das Selbstbewusstsein und die Selbstsicherheit, was besonders bei Rückenbeschwerden aufgebaut werden soll (siehe Impuls). Die Kobra verhilft zu neuem Leben, denn sie kann ihre Haut abwerfen und dadurch eine tiefe Verwandlung erfahren. Sie sorgt dafür, sich zu ihrer eigenen Stärke und Kraft aufzurichten.

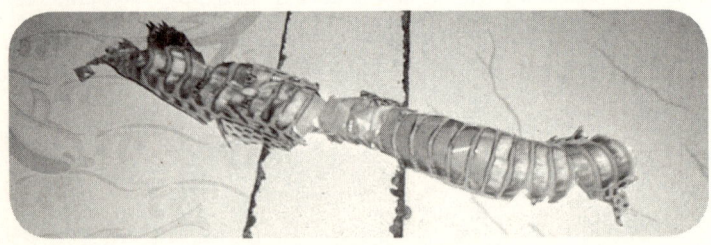

Schlangenhaut

Parvatasana – Berg

Der Berg führt zur Aufrichtung der Wirbelsäule. Die Wirbelsäulengesundheit wird in Indien anhand der Abstände zwischen den einzelnen Wirbeln festgemacht – je größer der Abstand, desto jugendlicher der Mensch. Je öfter die Wirbelsäule aufgerichtet wird, umso besser für den Abstand zwischen den Wirbeln. Zudem werden hier Muskeln aufgebaut, die Durchblutung wird gefördert, aber auch die innere Ruhe und Stabilität.

Pranayamas

Yogische Tiefenatmung

Die Tiefenatmung hilft auch, den Rücken aufzurichten. Bei jedem Einatmen wird die Wirbelsäule leicht aufgerichtet. Die Atmung hilft, die Brustwirbelsäule offen zu halten, sodass die Schultern nicht nach vorn sinken.

Anuloma viloma – Wechselatmung

Entspannt den ganzen Körper. Hilft, wieder in die Balance zu kommen und sich selbst wahrzunehmen.

Kriyas

- *Jalneti*, Nasenspülung.
- *Jivha shodhanam*, Zungenreinigung.
- *Gandusha*, Ölziehen.
- *Shankaprakshalana* zur Entgiftung, manchmal führen auch Toxine im Körper zu Rückenbeschwerden.

Impuls zur Veränderung

Ein starker Rücken ist verbunden mit Selbstsicherheit und Selbstbewusstsein. Bei Rückenproblemen geht es oft um die Angst, in der Welt nicht genug Unterstützung zu erfahren. Und auch, sich vielleicht selbst nicht genug unterstützen zu können. Die Frage ist, ob man in der Welt kraftvoll für sich einstehen kann oder doch lieber untertauchen möchte. Wie so oft liegt das Geheimnis im Vertrauen und Selbstvertrauen.

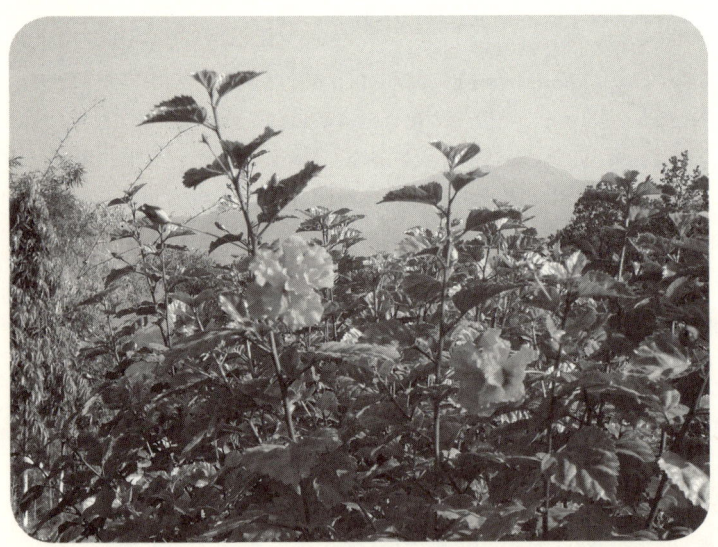

Blütezeit

Yogaphilosophie

Patanjalis *Yogasutra I.21*: Je stärker wir das Vertrauen in uns spüren und je stärker die Bemühung ist, umso näher sind wir dem Ziel.

Vertrauen in sich selbst und den eigenen Wesenskern bildet sich durch ein Bemühen auf dem Yogaweg. Jede Technik des Yoga dient der Vertiefung der Verbindung mit sich selbst. Langsam richtet man sich zu seiner wahren Größe auf. Der Rücken ist gestärkt, das Selbstbewusstsein ist gewachsen, das Vertrauen intensiv. Durch tiefes Vertrauen in die eigene freundliche Lebensenergie und Intuition lernt man, selbstbewusst, aufrecht und aktiv sein Leben zu gestalten.

Reflexion

- Entwirf eine möglichst konkrete Vision und finde heraus, wo genau du hinmöchtest. Um sich wirklich aufrichten zu können, braucht man ein Ziel.

- Versuche, dein *aishvarya*, dein Selbstbewusstsein, zu stärken. Verbinde dich mit deiner Kraft, und nimm Dinge in die Hand, die du unter Umständen bisher hinausgezögert hast. Beginne jetzt!

- Beobachte mit höchster Aufmerksamkeit, was geschieht. Bemerke, wie viele Male am Tag etwas geschieht, was dich unterstützt. Erkenne dadurch, dass du auf die Welt und dein Leben vertrauen kannst und dass du immer Unterstützung finden wirst.

Gesunde Routine

- Regelmäßige *asana*-Praxis.
- Viel Entspannung und Meditation.
- Guter Schlafrhythmus, gute Matratze.
- Korrekte Haltung im Alltagsgeschehen.
- Wenn möglich, jeden Tag den Rücken 45 Minuten von der Morgen- oder Abendsonne bescheinen lassen.
- Bandscheibenkissen im Auto verwenden.

Ernährung und Heilkräuter

- Sattvische Ernährung.
- Viel heißes Wasser trinken zur Entgiftung.
- Nicht zu viel Gewicht ansammeln, dann ist der Rücken entlastet.

Ayurveda

- *Abhyanga* täglich.
- *Panchakarma*.
- *Ashvagandha*.
- Den Rücken mit *mahanarayana*-Öl einreiben.
- Den Rücken mit Ingwerkompressen behandeln.
- Rückenbehandlung mit Kichererbsenteig und Öl.

Schlaflosigkeit

Um Schlaflosigkeit handelt es sich, wenn man nicht einschlafen kann, wenn man nicht durchschlafen kann und wenn man früher als erwartet aufwacht und nicht mehr einschlafen kann. Das *vata* im Körper und im Geist ist erhöht. Zunächst einmal sollten die Ursachen der Schlaflosigkeit erforscht werden. Dies können bestimmte Erkrankungen sein oder Wechseljahre, Älterwerden, Depressionen oder aber auch eine Unruhe im Lebensstil, Probleme im Alltag.

Asanas

Es ist gut zu beobachten, wie man sich abends fühlt. Bei Rastlosigkeit und Nervosität sind ein paar aktive Yogaübungen gut, bei Müdigkeit besser ein paar entspannende Haltungen (Übungen mit Unterstützung von Kissen und Polstern).

Uttanasana – Vorwärtsbeuge
Die Vorwärtsbeuge wirkt beruhigend. Immer wieder geht es darum, das sensible Nervensystem zu beruhigen. Auch mehrmals am Tag beruhigende und entspannende *asanas* machen.

Viparita karani – **umgekehrter See**

Die Umkehrstellungen helfen bei der Entspannung am Abend. Besonders *viparita karani* an der Wand, die Arme bequem nach hinten gelegt, eventuell noch ein paar Tropfen Lavendelöl im Nacken oder an den Schläfen, kann wunderbar die Nacht einleiten.

Pranayamas

Anuloma viloma – **Wechselatmung**

Wechselatmung beruhigt das Nervensystem. Kann auch geübt werden, wenn man in der Nacht aufwacht und nicht mehr einschlafen kann. Das ist wesentlich besser, als sich ruhelos im Bett zu wälzen.

Yogendra Pranayama IV

Yogendra pranayama I, II und IV sorgen für ausgleichenden Atem. Da der Atem sehr stark mit den Emotionen verbunden ist, die oft mit der Schlaflosigkeit in Verbindung stehen, sind alle Übungen, die zur Beruhigung der Emotionen führen, lohnenswert. *Pranayama* IV im Liegen kann auch geübt werden, wenn man in der Nacht aufwacht und nicht mehr schlafen kann.

Kriyas

- *Jalneti*, Nasenspülung, um ama, Toxine, aus dem Körper zu entfernen.
- *Jivha shodhanam*, Zungenreinigung, um ama zu entfernen.
- *Gandusha*, Ölziehen.

- *Kapalarandhra dhauti*, Gesichtsmassage, insbesondere vor dem Schlafengehen hilft, die Verspannungen des Tages aufzulösen. Ist das Gesicht entspannt, folgt der Körper nach.
- *Shankaprakshalana*, Darmreinigung, da auch Toxine zur Schlaflosigkeit führen können.

Impuls zur Veränderung

Der Tag und das Licht stehen symbolisch für das Leben und für Wachsein, wohingegen die Nacht für das Dunkle, Unbewusste und den Tod steht. Der Schlaf wird auch als kleiner Tod bezeichnet und gehört zu *tamas*, der Trägheit und Dunkelheit. Es ist ein Loslassen erforderlich, um sich vertrauensvoll in die Arme der Nacht hineinbegeben zu können.

Yogaphilosophie
Patanjalis *Yogasutra* II.9: Die Liebe zum Leben existiert selbst noch im Weisen.

Wir wollen nicht, dass sich die Dinge ändern, und hängen daher an dem Zustand und den Situationen, die wir bereits kennen. Eine Veränderung löst Schmerz aus, und die größte Veränderung und Verwandlung geschieht im Tod. Der Tod wird jede Nacht neu erlebt, denn der Tag stirbt in die Nacht hinein. Wir brauchen viel Hingabe, Mut und Loslassen, um uns ins Bett zu legen, zu schlafen und darauf zu vertrauen, wieder neu zu erwachen, wieder neu geboren zu werden.

In diesem Rhythmus von Tag und Nacht, sowie auch in jedem Ein- und Ausatmen, üben wir das Loslassen, das Sterben. So wie die Sonne nach der Nacht am nächsten Morgen wieder aufgeht, so lebt auch ein unvergänglicher Teil in uns weiter, der innere Wesenskern, die Seele. Wenn man sich diesem inneren Wesen annähert, braucht man sich nicht mehr an Äußerem festzuhalten und verliert die Angst, loszulassen.

Reflexion

- Mache ein kleines abendliches Ritual, das dir guttut, es kann ein *mantra* sein, ein Gebet, ein Tagebucheintrag, was auch immer dich beruhigt. Bereite dich sehr gut auf das Schlafen vor.
- Wenn dich am Abend noch Dinge beschäftigen und du dir über etwas Sorgen machst, schreibe alles auf. Lege dann den Zettel weg, und versuche, den Inhalt loszulassen.
- Übe *anitya bhavana* (Seite 300) am Abend.

Eine Erfahrung

Die Nacht kann tatsächlich in den Tod hineinführen. Als ich fünf Jahre alt war, sagte ich meinem Opa Gute Nacht. Am nächsten Morgen war er tot. Auf meine Frage, wo er denn sei, sagte meine Oma: im Himmel. Ich konnte es akzeptieren. Heute denke ich, dass sein Tod wunderbar und friedlich war.

Gesunde Routine

- Regelmäßiger Schlafrhythmus. Am besten um 22 Uhr, spätestens um 24 Uhr (also noch »heute«) ins Bett gehen. Zwischen 6 und 7 Uhr aufstehen mit der Sonne.

- Der Abend sollte ruhig verbracht werden, ohne Fernsehen, anregende Diskussionen, Telefonate und aufregende Lektüre. Das Lesen von Büchern, die der eigenen Weiterentwicklung dienen, wird empfohlen.

- Das Abendessen sollte leicht sein, sehr gut ist eine Suppe. Es sollte nicht zu spät eingenommen werden, am besten bis 18 Uhr, spätestens 20 Uhr. Ein kleiner Spaziergang nach der Abendmahlzeit ist nützlich.

- Auch zu empfehlen wäre z. B., ein Bad zu nehmen und etwas Schönes für sich zu tun.

- Regelmäßige *asana*-Praxis. Sanfte Übungen vor dem Einschlafen.

- Regelmäßige Entspannungspraxis, eventuell in der Mittagszeit *shavasana*, die Totenstellung.

- Regelmäßige Spaziergänge oder andere leichte sportliche Betätigungen, mindestens 30 Minuten.

- Ruhiger Lebensstil, bei Konflikten oder Schwierigkeiten konstruktive Gespräche mit Personen führen, denen man vertrauen kann. Statt Isolation gesunder emotionaler Austausch.

- Das Bett sollte immer frisch sein, man kann ein paar Tropfen ätherisches Öl (z. B. Lavendel) auf das Kopfkissen träufeln.

- Das Zimmer sollte gut gelüftet sein und eine angenehme Temperatur haben.

- Das Schlafzimmer sollte so gut wie leer sein und keine Bücher, Filme, Musik, CDs oder Gerümpel jeglicher Art beherbergen. Unter dem Bett sollte sich nichts befinden und auch nichts über dem Bett hängen. Wer ein Bett mit Schubladen hat, sollte dort höchstens sauberes Bettzeug und Handtücher aufbewahren.

- Richte dein Schlafzimmer so ein, dass du dich freust, wenn du es betrittst.
- Wenn du morgens das Bett machst, mache es mit besonders viel Aufmerksamkeit und freue dich dann schon wieder auf die Nacht. In Indien legt man oft am Morgen eine frische Blüte auf das Bett.
- Lavendelöl in der Duftlampe (oder andere Düfte, die beruhigend wirken).
- Lavendelöl auf ein kleines angewärmtes Tuch tropfen und in den Nacken legen.
- Lavendelspray auf das Kissen.
- Bachblüten Rescue Night Spray.

Ernährung und Heilkräuter

- Sattvische Ernährung.
- Viel frisches Gemüse und Obst.
- Tee und Kaffee reduzieren, nicht mehr ab 15 Uhr.

Ayurveda

- Kurz vor dem Schlafengehen die Füße und den Kopf mit warmem Sesamöl einmassieren. Warmes Sesamöl beruhigt und nimmt die Unruhe und Nervosität aus dem Körper (nach Ayurveda wird das *vata* reduziert). Wer mehr Zeit hat, kann die ayurvedische Selbstmassage abhyanga am ganzen Körper durchführen. Regelmäßige Selbstmassage kann bei chronischen Schlafstörungen sehr hilfreich sein.

- *Shirodhanga*, kleiner Stirnguss. Ein kleines Tuch mit im Wasserbad erwärmtem Sesamöl tränken und für 10 Minuten auf die Stirn legen, dabei entspannen. Und anschließend das Gesicht sanft massieren.

- Verwenden einer Kaashschale (kleine Kupferschale), mit der die Füße vor dem Einschlafen massiert werden. Traditionell wurden in Südindien den Großeltern von den Enkelkindern vor dem Zubettgehen die Füße massiert. Das Kupfer übt eine beruhigende Wirkung auf die Nervenzellen im Fuß aus.

- Vor dem Einschlafen einen Beruhigungstee trinken (Baldrian, Johanniskraut) oder eine warme Milch oder Mandelmilch mit Kurkuma oder Muskatnuss. Wer mitten in der Nacht aufwacht und nicht mehr einschlafen kann, soll nicht im Bett bleiben, sondern einen Kamillen- oder Baldriantee trinken. Auch sehr gut in diesem Fall ist die Wechselatmung (*anuloma viloma*).

Nur wer loslässt, hat die Hände frei.

Chinesisches Sprichwort

Schultererkrankungen, Schulterschmerzen

Asanas

Gomukhasana – Kuhgesicht
Das Kuhgesicht ist eine Haltung, die bei vielen Problemen im Schulterbereich wieder zu mehr Beweglichkeit und Flexibilität verhelfen kann. Vorsichtig üben bei Schmerzen.

Vakrasana – Drehstellung im Stehen
Durch die Drehung wird die Schulter besser durchblutet, Mobilität und Flexibilität werden gefördert.

Pranayamas

Yogendra Pranayama I im Sitzen oder Liegen
Die Schlüsselbeinatmung führt *prana*, Lebensenergie, in den schmerzenden Bereich, welche immer fehlt, wenn etwas wehtut.

Anuloma viloma – Wechselatmung
Entspannt den ganzen Körper. Hilft, wieder in die Balance zu kommen und sich selbst wahrzunehmen.

Kriyas

- *Jalneti*, Nasenspülung.
- *Jivha shodhanam*, Zungenreinigung.
- *Gandusha*, Ölziehen.
- *Shankaprakshalana*, Darmreinigung, zur Entgiftung, es können sich auch Toxine an der Schulter ablagern.

Impuls zur Veränderung

Eine schwere Last, die man sich aufgebürdet hat, kann nicht mehr getragen werden. Es ist nicht sinnvoll, sich im Dienst an anderen Menschen zu vergessen oder zu vernachlässigen. Es ist nicht nötig, sich zu überlasten und voller Anspannung auf andere zu schauen, sodass eigene Gefühle und Bedürfnisse nicht wahrgenommen werden. Der Workshop findet immer im Inneren statt. Echte Größe entsteht, wenn man sich selbst ernst nimmt und die Verantwortung für sich selbst trägt.

Yogaphilosophie
Patanjalis *Yogasutra II.46*: Eine Haltung soll stabil und angenehm sein.

Dieses *sutra* kann auf jede Lebenssituation übertragen werden. In jeder Situation sollte gleichzeitig eine gewisse Stabilität und Leichtigkeit gegeben sein, dann ist sie balanciert. Einerseits ist es wichtig, gut verwurzelt in sich zu ruhen, andererseits brauchen wir auch Leichtigkeit und damit die Fähigkeit, loszulassen. Wenn sich im Leben zu viel Ballast angehäuft hat, ist es günstiger, ihn abzuwerfen. Zu viel Leistung, besonders für andere, ist nicht notwendig, denn man ist gut genug, so wie man ist. Die Leichtigkeit kann dann ins Leben zurückkehren. Das Wort *sukha* wird auch mit »Glück« und »weiter Raum im Inneren« übersetzt. Ein weiter innerer Raum, in dem man selbst genug Platz findet.

Reflexion

- Welche drückende Last ruht auf deinen Schultern? Finde es heraus, indem du dir deine Schulter vorstellst und fragst, was los ist.
- Überlege dir, wie du dir Freiräume schaffen kannst, mindestens eine Stunde pro Tag.
- Lege eine Pause ein, bevor du eine Aufgabe übernimmst und zu etwas ja sagst. Reflektiere dann, ob du das wirklich unbedingt machen willst und die Motivation aus deinem Inneren kommt.

Gesunde Routine

- Regelmäßige *asana*-Praxis.
- Viel Entspannung und Meditation.
- Guter Schlafrhythmus.
- Die Schulter sonnen lassen.

Ernährung und Heilkräuter

- Sattvische Ernährung.
- Viel heißes Wasser trinken zur Entgiftung.

Ayurveda

- *Abhyanga* täglich fördert die Fürsorge für sich selbst und die Durchblutung der Schultern.
- *Panchakarma*-Kur.
- *Ashvagandha*.
- Die Schulter mit *mahanarayana*-Öl einreiben.
- Die Schulter mit Wärme behandeln.

Sucht

Asanas

Sukhasana mit Händen auf dem Herzen – Glücksstellung mit Händen auf dem Herzen
Yogaübungen stärken die Achtung für die Botschaften des Körpers. Bei *shavasana* wird das willentliche Loslassen eingeübt. Es entsteht eine Verbindung zum Körper, die es nicht mehr zulässt, dass etwas Schädliches in den Körper aufgenommen wird. In *sukhasana* die linke Hand aufs Herz legen, die rechte Hand über die linke Hand. Nun versuchen, Mitgefühl für sich selbst zu empfinden. Aus irgendeinem Grund ist man in diese Situation hineingeraten. Es ist eine wesentliche Geste, sich mit der Sucht zu akzeptieren. Niemand ist freiwillig süchtig. Selbstakzeptanz und Mitgefühl sind der erste Schritt zur Heilung.

Vrikshasana – Baum
Der Baum ist die Übung, um Selbstvertrauen zu entwickeln. Die eigenen Wurzeln im Selbst können wahrgenommen werden. Man lernt, allein zu stehen, frei und selbstbewusst, ohne Substanzen

oder Ähnliches. Gleichzeitig zeigen die Arme, dass man sich ganz frei entfalten kann. Der eigene Selbstausdruck, die eigene Kreativität machen den Weg aus der Destruktivität möglich.

Pranayamas

Das Atmen ist sehr wichtig, es ist Leben und verbindet den Körper mit dem Geist.

OM tönen
Durch das *OM*-Tönen entsteht eine innere Ruhe und Zufriedenheit. Man sucht nicht mehr so sehr im Außen nach Erfüllung.

Anuloma viloma – Wechselatmung
Hilft, Toxine aus dem Körper auszuscheiden. Reinigt und entschlackt. Beruhigend für das Nervensystem.

Kriyas

- *Jalneti*, Nasenspülung, mit kaltem Wasser, jeden Tag zweimal, sehr wichtig.
- *Nasya*, Nasenbehandlung, besonders bei Nikotinabhängigkeit.
- *Jivha shodhanam*, Zungenreinigung.
- *Gandusha*, Ölziehen.
- *Shankaprakshalana* kann sehr hilfreich sein. Wenn die Gifte und Belastungen weg sind, kann die Lebensenergie wieder fließen.

Impuls zur Veränderung

Sucht ist eine Abhängigkeit von etwas außerhalb des Selbst. Eine innere Leere soll mit etwas gefüllt werden, sei es Rauch, Alkohol, Drogen, Essen, Sex, Partner, Computer etc. Man denkt, man braucht diese Sache zum Leben. Das Wort Sucht kommt vom althochdeutschen Wort Suht, welches für Krankheit steht. Also wurde eine Sucht früher, ähnlich wie im Yoga, als eine schlechte Gewohnheit, als Krankheit gesehen. Diese Gewohnheit steht wie eine Blockade vor unserer Freiheit. Die Liebe und Anerkennung wird von außen gesucht und ist das Gegenteil von *kaivalya*, der Freiheit und dem höchsten Ziel im Yoga. Das Wort *kaivalya* kommt vom Wort *kevala*, welches allein stehen bedeutet. Allein stehen heißt, wir brauchen keine Substanz oder Anerkennung von außen, um innerlich stehen zu können und glücklich zu sein. Dieses Allein stehen können ist Freiheit. Wer in den Ersatz geflohen ist, ist berauscht und hat sich weggebeamt. Er ist nicht mehr da und weggelaufen vor Gefühlen, die nicht gefühlt werden wollen. Dahinter steht die Sehnsucht nach dem wahren Leben. In der Wahrheit gibt es die Verbindung mit dem inneren Wesenskern, der Liebe, die in unserem Inneren angelegt ist.

Yogaphilosophie

Patanjalis *Yogasutra II.7*: Drängendes Verlangen entsteht aus einer freudvollen Erinnerung.

Oft entsteht, wenn das Verlangen nach etwas Bestimmtem gestillt ist, ein Glücksgefühl. Die Erinnerung an dieses schöne Gefühl treibt uns dann dazu, nach einer Wiederholung zu suchen. Dann kann es zu der Annahme kommen, dass die andauernde Erfüllung des Wunsches zu echtem Glück und echter Zufriedenheit führen würde. In Wirklichkeit ist dies ein Irrtum. Echtes Glück entsteht in der Verbindung zum eigenen Wesen, dann ist man innerlich erfüllt und nicht mehr leer. Man braucht nichts mehr von außen, kann allein für sich stehen und genießt Freiheit und Unabhängigkeit.

Reflexion

- Versuche, wenn das Verlangen nach dem Suchtobjekt sehr stark wird, *pratipaksha bhavana* (Seite 301) zu üben.
- Versuche, neue gesunde Gewohnheiten einzuführen. Dabei lösen sich die Gewohnheiten, die eine Abhängigkeit entstehen lassen, langsam auf.
- Triff ein *sankalpa*, eine yogische Entscheidung, was du in deinem Leben verwirklichen möchtest und was nicht.

Dr. Jayadeva spricht

»Was will man von jemandem erwarten, der acht Jahre braucht, um aufzuhören, Tee zu trinken. Man muss nur die Entscheidung fällen, das ist alles. Dann hört man mit der Sucht auf.«

Gesunde Routine

- Guter Schlafrhythmus.
- Yogischer Lebensstil.
- Work-Life-Balance, *samatvam* (Balance).

Ernährung und Heilkräuter

- Sattvische Ernährung.
- Viel heißes Wasser trinken, hilft beim Entgiften.

Ayurveda

- *Brahmi* zur Beruhigung.
- *Panchakarma*-Kur zur Entgiftung und Reinigung des Körpers.
- *Ashvagandha* heilt das Lungengewebe, beruhigt den Geist und entfernt den Rauch aus der Lunge, gut bei Nikotinabhängigkeit.
- Aloe vera ist sehr gut für die Leber, gut bei Alkoholabhängigkeit.
- Baldrian beruhigt die Nerven, sehr gut bei Drogenabhängigkeit.

Tinnitus

Asanas

Vajrasana mit Kaubewegungen – Fersensitz mit Kaubewegungen

Im Fersensitz Kaubewegungen durchführen, Kiefer hin und her bewegen. Entspannt die Kiefermuskeln, deren Verspannung auch einen Tinnitus auslösen kann.

Akasha mudra – Siegel des Raumes

Dieses *mudra* ist gut bei allen Ohrerkrankungen.

Pranayamas

Brahmari – Bienenatmung

Die Bienenatmung ist die wichtigste Atmung bei Tinnitus. Der gesamte Ohr- und Kieferbereich wird massiert und zum Vibrieren gebracht.

OM tönen

Beim *OM* werden bestimmte Obertöne erreicht, die dem Tinnitus ähneln und ihn daher erträglicher machen.

Kriyas

- *Jalneti*, Nasenspülung, gegen den schweren Kopf am Morgen. Gut hier auch mit kaltem Wasser, Zimmertemperatur.
- *Jivha shodhanam*, Zungenreinigung.
- *Gandusha*, Ölziehen, entzieht Giftstoffe aus dem Körper.
- *Karnarandhra dhauti*, Reinigung der Ohren mit dem kleinen Finger.
- *Kapalarandhra dhauti*, Gesichtsmassage, sehr gut zum Entspannen des Kopfbereiches, der oft sehr angespannt ist bei Tinnitus.

Impuls zur Veränderung

Tinnitus tritt häufig in Stresssituationen auf. Auch kann es im Zusammenhang mit einem Trauma stehen. Oft wird der Tinnitus stärker, wenn das Stresslevel erhöht wird. Tinnitus hängt mit dem Hören zusammen. Im Grunde wird durch den Ton eine innere Stille verhindert. Gerade diese Stille im Inneren ist aber der Ort, an dem sich die innere Stimme Raum sucht. Diese innere Stimme braucht in einer lauten Welt Raum, möchte gehört werden. Sie möchte etwas sagen, etwas Wesentliches mitteilen. Die Auflösung der Stresssituation steht im Vordergrund der Therapie.

Yogaphilosophie

Patanjalis *Yogasutra II.54: Pratyahara,* der Rückzug der Sinne, geschieht, wenn der Geist dazu fähig ist, seinen Fokus zu halten und die Sinne sich nicht, wie üblich, mit den Objekten, die sie umgeben, verbinden. In *pratyahara* folgen die Sinne dem Geist in seiner Ausrichtung.

Die Gedanken sind oft nach außen gerichtet, negative Erwartungen können zu Angst und Sorgen führen. Die Weisheit, die im Inneren zur Verfügung steht, kann so nicht wahrgenommen werden. Dieses innere Wissen ist jedoch gerade das, auf was es sich zu hören lohnt. Durch den Rückzug nach innen, in die eigene Stille, erhält man den Zugang zum Schönsten: die Verbindung zu sich selbst und zum inneren Wesenskern.

Shri Yogendraji über *pratyahara,*
die Technik der Abstraktion

»*Pratyahara* ist eine Art Abstraktion, in welcher die Sinne zurückgezogen oder im Ausüben ihrer Funktionen eingeschränkt werden. Es ist derselbe Vorgang, wie wenn ein kluger Kutscher seine Pferde kontrolliert, wann immer er das wünscht. Er lässt ihnen freie Zügel, wenn das nötig ist, aber im selben Augenblick, da er denkt, dass dies nicht wünschenswert sei, zieht er die Zügel an. Das geht aber ganz leicht, weil er weiß, wie er vorgehen muss. Wenn er die Kunst des Kutschierens nicht versteht, werden dieselben Pferde, die ihm Freude machen können, zur Last. Verfügt der Kutscher nicht über das nötige Wissen im Umgang mit den Pferden, so ist die Kutschfahrt für den Kutscher wie für die Passanten am Wegrand gefährlich.

Gemäß den *Upanishaden* entsprechen die fünf Sinne den Pferden, und der Geist entspricht dem Kutscher. Deshalb ist es wesentlich, dass der Geist lernt, die Sinne zu kontrollieren, wann immer das erforderlich ist. *Pratyahara* ist allerdings ein viel höherer Zustand der Beherrschung als bloße Kontrolle. Es ist eine Art willentlicher Abstraktion – durch Willenskraft herbeigeführt.«

Aus: *Anleitung zur Yoga-Meditation*, S. 34.

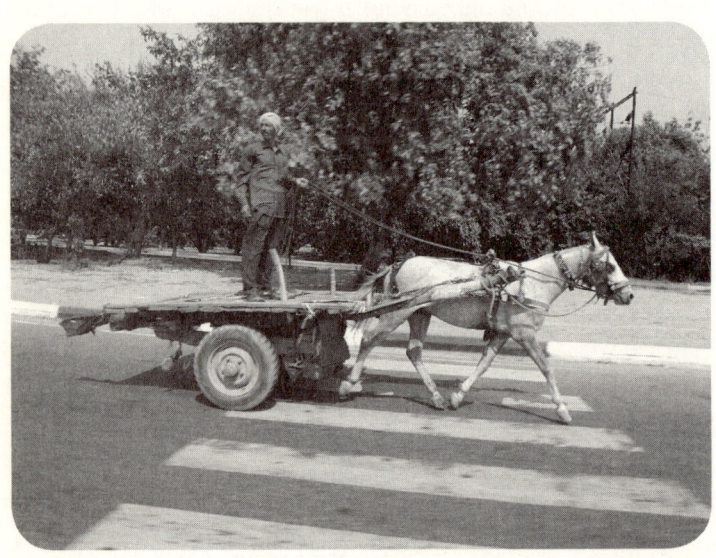

Kutscher

Reflexion

- Verwende den Tinnitus als Meditationsgegenstand. Dabei das Ohrgeräusch mit Achtsamkeit in seiner ganzen Dimension wahrnehmen. Die Gefühle, die dabei auftauchen, erst empfinden und dann akzeptieren. So lange, bis diese Gefühle zur Ruhe kommen.
- Überlege dir genau, worauf du hören willst. Was ist dir wichtig? Gibt es etwas, was andere Menschen dir sagen, ohne dass du es hören möchtest?
- Sprich mit jemandem deines Vertrauens über das, was dich stresst.

Gesunde Routine

- Auch die Kaumuskulatur und der Halswirbelbereich sollen bewegt und entspannt werden.
- Wichtig ist, sich Ruhe zu gönnen und von elektrischen Geräten fernzubleiben oder zumindest Pausen von Computer, Handy, Fernsehen etc. einzulegen.
- Aufenthalte in der Natur sind sehr empfehlenswert, vor allem, wenn dabei die Konzentration auf alles Grüne gelegt wird, denn Grün beruhigt.

Ernährung und Heilkräuter

- Frisch ausgepresste Säfte, mit grünen Wildkräutern.
- Frische Salate und frisches Gemüse.
- Johanniskrauttee trinken.

- Baldrian.
- Vitamin B, insbesondere B_{12} und Vitamin E.
- Hoch dosiertes Ginkgo.

Ayurveda

- *Brahmi-ghee* abends vor dem Schlafen in jedes Nasenloch geben.
- *Brahmi* gegen die Stressreaktion.
- Die Fußsohlen und den Kopf entweder mit warmem Sesamöl oder mit brahmi-öl einmassieren.
- *Abhyanga*, Selbstmassage, täglich, das Beste für das Nervensystem.
- *Shirodhara*, Stirnguss, wirkt bei Erkrankungen des Nervensystems.

Tipp

Bei akutem Tinnitus, wenn es nicht mehr auszuhalten ist, eine sehr hochdosierte Gingkotablette mit einem Glas Wasser einnehmen. Oft wird der Ton nach ca. einer halben Stunde sanfter, oder er verschwindet ganz.

Ein Yogi spricht: Dr. Jayadeva Yogendra

»Oft sind wir uns selbst ein großes Rätsel. Wir sind mit vielen kleinen Dingen beschäftigt. Ein Leben lang können wir damit zubringen, hinter Vergnügungen herzujagen oder vor Schmerz davonzulaufen. Wir haben kaum eine Chance, einmal ruhig darüber nachzudenken, wo wir uns befinden oder wozu wir auf diese Erde gekommen sind und was wir tun sollen. Bei so viel Unwissenheit tun wir ganz natürlicherweise Dinge, die einem objektiven Betrachter sinnlos erscheinen.

Nur in Momenten größter Verzweiflung sehen wir ein, dass das Leben irgendwie durchdacht und durchgeführt werden muss. ›Wozu lebe ich?‹ ›Weshalb bin ich geboren worden?‹ Solche Fragen sind der Schwanengesang von Menschen am Ende ihres Lebens oder von solchen, die völlig niedergeschlagen sind. In solchen Momenten suchen wir nach Antworten. Doch die sind dann nur zur vorübergehenden Schmerzlinderung. ›Iss, trink und freue dich deines Lebens‹ oder ›Es gibt ja Spezialisten, die gegen Bezahlung alle Probleme lösen und Frieden bringen‹ – das sind nicht gerade die besten und echtesten Antworten.

Viele begnügen sich mit einem Selbst-Management, das darin besteht, ein oder zwei Formeln zu lernen, wie man im Beruf erfolgreich wird oder Freunde gewinnt. Das kann sogar manchmal nützen, aber zur Selbsterkenntnis trägt es überhaupt nichts bei. Wir sollten wissen, dass jenseits des eigennützigen, bewussten Selbst ein viel größeres unterbewusstes Selbst liegt und jenseits davon der überbewusste Geist. Erst wenn wir mit dem kleinen, bewussten Ich – das sich als das eigentliche Ich ausgibt – zurechtkommen, werden wir eines Tages die Befriedigung erfahren, das höchste, absolute Bewusstsein, *purusha*, zu erfahren.

Wenn wir wirklich unserem Leben gerecht werden wollen, dann müssen wir mit unseren tiefsten Seinsschichten in Berührung kommen und uns nach Gott ausstrecken. Dann ist eine ganzheitliche, integrierte Entwicklung möglich. Ohne in die Tiefen unseres Seins hinabzutauchen, kann es uns nur kurz etwas nützen, einige oberflächliche Formeln oder Techniken zu meistern. Es wird viel Zwist und Stress entstehen, weil wir das Wesentliche verpasst haben.

Psychosomatische Krankheiten, Neurosen oder sogar Psychosen, Stress und Spannung und zwischenmenschliche Disharmonie sind deutliche Hinweise darauf, dass wir im Umgang mit uns selbst und unserem Leben etwas Lebenswichtiges übersehen haben.«

Verstopfung

Asanas

Hockstellung

Die Verdauungsorgane werden entspannt. Besonders morgens, vor dem Frühstück, ist diese Übung ganz wunderbar, um *agni*, das Verdauungsfeuer, für den ganzen Tag zu stärken.

Vajrasana – Fersensitz

Nach dem Essen für einige Zeit im Fersensitz verweilen. Sogar Steine werden auf diese Weise einer indischen Weisheit zufolge verdaut.

Pranayamas

Yogendra Pranayama IV

Hilft bei Unruhe und Krämpfen. Entspannt den Bauch und das Becken. Hände dabei auf den Bauch legen und sich vorstellen, dass das Essen optimal verdaut werden kann.

***Shitali* – kühlende Atmung**

Das *agni,* Verdauungsfeuer, ist beim Durchfall zu schwach. Alles fällt durch. Die Atemübung hilft, zu kühlen und das *agni* wieder in Balance zu bringen.

Kriyas

- *Jalneti*, Nasenspülung, um Toxine aus dem Körper zu entfernen.
- *Jivha shodhanam*, Zungenreinigung, um ama zu entfernen.
- *Gandusha*, Ölziehen.
- *Shankaprakshalana*, Darmreinigung, reinigt und vitalisiert den Verdauungstrakt. Auch hat es eine Reflexwirkung auf den Hypothalamus, beeinflusst emotionale Prozesse und mildert Stress ab. Hilft, sich von alten Schlacken zu lösen, sowohl auf der körperlichen als auch auf der geistigen Ebene. Dadurch kann die Verdauung wieder besser funktionieren.
- *Nauli*, Bauchnabelübung.

Impuls zur Veränderung

Im Dickdarm finden Gärungsprozesse statt. Er symbolisiert das Unbewusste. Etwas soll eigentlich aus dem Körper heraus, es bleibt aber drin und weigert sich herauszugehen. Der Körper ist mit etwas Stofflichem, Materiellem verhaftet. Der Körper zeigt, dass eine Bindung an materielle Dinge zu einer inneren Vergiftung führt und uns beschwert. Die Eindrücke, die entstehen, können nicht losgelassen werden. Sie bleiben im Verborgenen und können nicht beleuchtet werden. Davon gilt es, sich zu lösen.

Patanjalis *Yoga sutra II.39*: Jemand, der sich auf das beschränkt, was er braucht, fühlt sich sicher und wird ein hohes Verständnis von sich selbst gewinnen.

Das Nichthorten ist eine Voraussetzung auf dem Yogaweg und für die Heilung. Nur wer sich von Besitz und Eindrücken lösen kann, wird frei. Je leichter das Gepäck, umso leichter wird die Reise sein.

Reflexion

- Versuche, in deiner Umgebung auszumisten (Zeitschriften, Bücher, DVDs, Fotos etc.). Je weniger Besitz, umso weniger Probleme. Das Lebensgefühl wird leicht.
- Versuche, etwas von deinem Einkommen für eine Sache, die dir etwas bedeutet, wegzugeben. Lass das Geld mit Leichtigkeit und Freude los – es wird in anderer Form wieder zu dir zurückkommen.
- Schenke jeden Tag jemandem ein Lächeln.
- Meditiere und komme in den Augenblick. Nur das Jetzt zählt. Die Vergangenheit ist vorüber.

Gesunde Routine

- Eine Wärmflasche auf den Bauch legen, besonders nach dem Essen.
- Ruhen, entspannen, loslassen.
- Jeden Tag einen Spaziergang machen.
- Sportliche Betätigung ist empfehlenswert.

Ernährung und Heilkräuter

- Sattvische Ernährung, eher wenig essen. Oder fasten.
- Viel Flüssiges essen und trinken.
- Granatapfelsaft.
- Kokoswasser.
- Leinsamen einnehmen.
- Flohsamen.
- Rote Bete essen, besonders abends.
- Frische Säfte.
- Abends sehr wenig essen.
- Abends eine Papaya essen, das beste Mittel gegen Verstopfung. Wird in Indien besonders älteren Menschen empfohlen, die eher Verdauungsprobleme haben.

Ayurveda

- *Trikatu* zu den Mahlzeiten einnehmen.
- *Kurkuma*, in Wasser aufgelöst, stimuliert und tonisiert den Magen.
- *Triphala* in der richtigen Menge hilft sehr gut.
- *Abhyanga* täglich.
- Ein kleines Stück frischen Ingwer mit Salz und Zitrone bestreuen und vor jeder Mahlzeit einnehmen stärkt das Verdauungsfeuer, welches bei der Verstopfung geschwächt ist.
- *Kitchari*, eine Mahlzeit aus Reis und Mungdal, essen.

Tipp

Frau, 42 Jahre: »Nach vielen Jahren der Verstopfung, in denen ich auch Medikamente genommen habe, probierte ich es mit einem Stück frischem Ingwer mit Salz und Zitrone vor jeder Mahlzeit, zur Steigerung des Verdauungsfeuers. Es klappte, und ich hatte keine Verstopfung mehr. So einfach war es!«

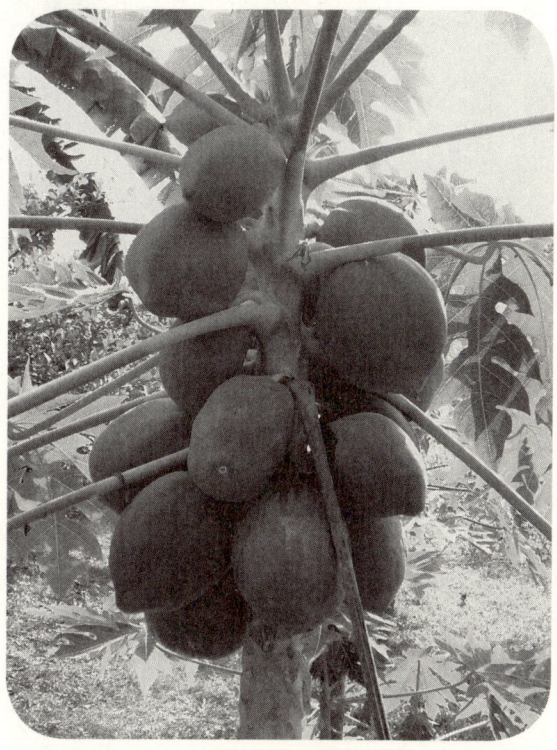

Grüne Kokosnüsse

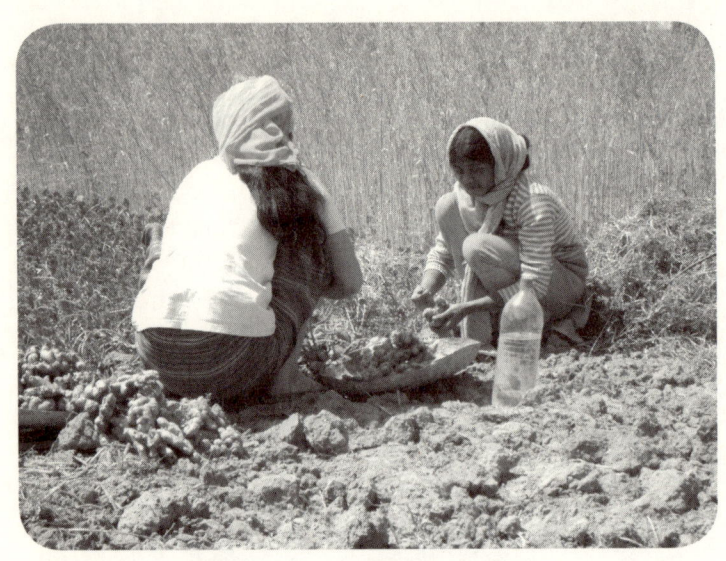

Frauen auf dem Feld

Wechseljahre

Bei den Wechseljahren (Klimakterium) handelt es sich nicht um eine Krankheit, sondern vielmehr um eine Umwandlungsphase im Leben der Frau. Der Östrogenspiegel sinkt, und es finden körperliche und seelische Veränderungen statt. Die Menstruation der Frau beginnt im Alter von ca. 10 bis 13 Jahren. Durchschnittlich um das 50. Lebensjahr, manchmal aber auch früher oder später, stellt sich die Blutung ein (Menopause). Dem kann eine längere Phase unregelmäßiger Menstruationszyklen vorangegangen sein, in anderen Fällen hören die Blutungen plötzlich auf. Die Wechseljahre können, müssen aber nicht mit Beschwerden einhergehen.

Asanas

Umkehrhaltungen wie *sharvangasana,* der Schulterstand, und *adho mukha shvanasana,* der nach unten blickende Hund, können bei Hitzewallungen eine kühlende Wirkung entfalten. Vorwärtsbeugen wie *yoga mudra,* das Siegel des Yoga, und *uttanasana,* die Vorwärtsbeuge, können beim Loslassen und Entspannen unterstützen. *Bhadrasana,* der Schmetterling, ist besonders geeignet, den Beckenboden zu trainieren, der oft in den Wechseljahren geschwächt ist.

Ashvini mudra – Siegel des Pferdes
In den Wechseljahren kann es zur Schwächung des Beckenbodens und damit zu Infektionen und einem vermehrten Harndrang kommen. *Ashvini mudra* tonisiert die Beckenbodenmuskulatur und wirkt sich daher begünstigend auf die Durchblutung des Beckenbodens aus. Infektionen können so abgewehrt werden, die Blase wird gestärkt.

Vakrasana – Drehstellung
Die Drehstellungen aktivieren die Nieren und Nebennieren, in denen auch Östrogen gebildet wird. Da sowohl das Progesteron als auch das Östrogen langsam weniger werden, können Übungen, die auf die Nieren einwirken, den Östrogengehalt positiv beeinflussen.

Pranayamas

Anuloma viloma – Wechselatmung
Die Wechselatmung beruhigt die Nerven und hilft bei Unruhe und Schlafstörungen.

Shitali – kühlende Atmung
Kühlt bei Hitzewallungen, versorgt den Körper mit Sauerstoff, sodass Toxine ausgeschieden werden.

Kriyas

- *Jalneti*, Nasenspülung, um ama, Toxine, aus dem Körper zu entfernen.
- *Jivha shodhanam*, Zungenreinigung, um ama zu entfernen.
- *Gandusha*, Ölziehen.
- *Shankaprakshalana*, Darmreinigung.

Impuls zur Veränderung

Dies ist eine Phase im Leben der Frau, in der sie Mitgefühl für sich selbst entwickeln kann. Zudem kann sie sich auf ihre Ressource als Frau zurückbesinnen – auf die sich selbst organisierende Intelligenz des Körpers, sich auf die neue hormonelle Situation einzustellen. In Organen wie Niere und Nebenniere werden Hormone produziert, die die Verringerung des Östrogens und Progesterons kompensieren und die Knochen stabil halten können. Auch mit der veränderten Hormonproduktion lässt es sich daher gut leben. Die Frau kann sich rückverbinden mit ihrem tiefen Wert als Mensch, der Heilung und Weisheit in sein Umfeld bringen kann, und sie kann sich hingeben an ihre eigene Entwicklung als spirituelles Wesen. Ein neues Selbstbewusstsein wird geboren. Denn die Frau verliert nie ihre Fähigkeit, Neues in die Welt hineinzubringen. Das ist ihr natürlicherweise gegeben, und es verwandelt sich nun von der materiellen Ebene auf die feinstoffliche Ebene zu integrierter Weiblichkeit und Menschlichkeit.

Yogaphilosophie

Patanjalis *Yogasutra* II.6: Ichverhaftung ist jene leidvolle Spannung, die die Kraft des Sehens und die Kraft des Gesehenen fälschlich identifiziert.

Besonders stark wird jetzt die Nicht-Identifikation mit dem Körper und dem Selbstbild gefordert. Die Identifikation nennt man im Yoga *asmita*. Sie ist ein Hindernis, ein *klesha*, auf dem Weg. Wer sich jetzt stark mit dem Selbstbild einer jugendlichen fruchtbaren Frau identifiziert, hat vielleicht Schwierigkeiten, dieses loszulassen zugunsten des sich neu entwickelnden inneren Frauseins, welches stark mit Mensch- und-Seele-Sein zu tun hat. Hier lohnt es sich, die Identifikation mit allem, was von außen kommt und eventuell Druck erzeugt – wie Werbung, Fantasiebilder über Frauen, wie sie sein sollen, etc. –, hinter sich zu lassen. Jetzt beginnt etwas Neues: das Abenteuer der inneren Selbstfindung, bei dem die starke Kraft der Seele wahrgenommen werden kann. Man spürt seine eigene innere Stärke und ruht im Lebensauftrag, *dharma*. Fähigkeiten, die erworben wurden, durchströmen das Leben und zeigen ihre Früchte. Ein tiefes Selbstbewusstsein bringt Ruhe ins Leben. Der äußere Wandel, *parinama*, zieht auch einen inneren Wandel nach sich. Jetzt wird das Wissen der früheren Jahre integriert und, darauf aufbauend, Neues, Unkonventionelles in die Welt gesetzt. Mit einer kosmischen Gebärmutter entfaltet sich die kreative Möglichkeit der Frau in ihr gesamtes Lebensumfeld hinein. Jedes Kind ist nun ihr Kind, jeder Mensch ein Freund. Nichts ist vergleichbar mit der Kraft einer Frau nach den Wechseljahren, so Margaret Mead.

Reflexion

- Überlege dir, was du jetzt Neues in die Welt hineinbringen möchtest. Achte auf das, was du wirklich willst, nicht auf das, was andere von dir erwarten. Entwirf eine Vision.
- Übe *anitya bhavana* (Seite 300) jeden Tag und erfahre dadurch die Vergänglichkeit.
- Denke über deine innere Schönheit nach. Konzentriere dich darauf. Versuche, den Fokus vom Körper auf die Seele zu legen. Werde dadurch frei.

Gesunde Routine

- Herausfinden, ob die Wechseljahrsymptome zu *vata*, *pitta* oder *kapha* gehören. Je nachdem ist eine unterschiedliche Behandlung angesagt.
- Häufig Entspannung und Pausen, sehr gut sind entspannende asanas, bei denen Decken und Polster als Unterstützung genutzt werden und in denen man länger verweilt, etwa 10 Minuten, z. B. *viparita karani*, umgekehrter See, an der Wand, *garbhasana*, Stellung des Kindes, auf einem großen Kissen, *shavasana*, Totenstellung, mit Decken unter Knien, Füßen und Schultern etc.

Ernährung und Heilkräuter

- Gut gegen Hitzewallungen ist ein halbes Glas Kokosnusswasser mit einer halben Zitrone oder Limone oder ein halbes Glas Grapefruitsaft oder warme Milch mit zehn Safranstreifen vorm Schlafen.

- Schon bevor die Wechseljahre eintreten, kann man Osteoporose entgegenwirken durch die Reduktion von Kaffee, Tee, Alkohol, Süßigkeiten und Stress.
- Natürliche Phytoöstrogene sind enthalten in Nüssen, Leinöl, Karotten und Kichererbsen sowie in fast allen Sprossen. Sojaprodukte wie Miso, Tofu, Sojamilch, Tempeh haben einen hohen Anteil an Pflanzenöstrogenen, daher haben Frauen in Ländern wie Japan und Korea weniger Hitzewallungen.
- Nachtkerzenöl, Vitamin E.
- Granatapfel, Trauben.
- Ingwer, Koriander, Kurkuma, Fenchel, Basilikum.
- Gurken und Melonen können bei Hitzewallungen kühlen.
- Viel Flüssigkeit.

Ayurveda

- *Shatavari*, indischer Spargel, als Pulver oder in Tablettenform, ist ein sehr wirksames Phytoöstrogen.
- *Kumari*, Aloe vera, die Pflanze für die Frau.
- *Brahmi*, zur Beruhigung der Nerven und gegen Gereiztheit.
- *Abhyanga*. Die Ganzkörpermassage fördert die Blutzirkulation und beugt Schlafstörungen vor.
- Fußmassage: Die Füße mit Kokosöl einmassieren, das ist pitta-reduzierend und kühlend. Die Fußsohlen mit Hennapaste bestreichen, die Füße sind danach zwar rot gefärbt, es wirkt jedoch beruhigend und kühlend.
- *Shirobhyanga*, Kopfsalbung mit Henna, kühlend.
- *Shiromardana*, Kopfmassage mit einem Rosenöl, kühlend.

Teil 3

Anhang

Asanas und mudras
in alphabetischer Reihenfolge

Abhaya mudra – Siegel der Furchtlosigkeit

- In *sukhasana* sitzen.
- Die rechte Hand ruht auf dem rechten Knie, Daumen und Zeigefinger berühren sich, Handfläche zeigt nach oben.
- Die linke Hand ist auf Schulterhöhe, Handfläche zeigt nach vorn.
- Die Augen sind geschlossen, der Atem fließt.

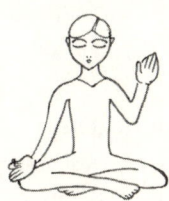

Adho mukha shvanasana – nach unten blickender Hund

- Auf allen vieren beginnen, Hände schulterweit, Füße hüftweit auseinander.
- Mit Hilfe der Arme den Oberkörper nach oben bringen.

- Arme gestreckt, Finger auseinander, Schultern nach hinten.
- Arme, Kopf, Wirbelsäule sind in einer Linie. Sitzhöcker in Richtung Decke, Fersen in Richtung Boden.
- Das Gewicht ist auf den Armen, der Bauchnabel ist leicht eingezogen, der Kopf strebt zum Boden, die Wirbelsäule ist gestreckt, der Atem kann fließen.

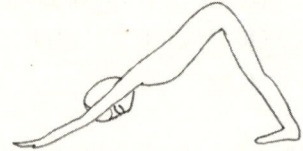

Akasha mudra – **Symbol zur Konzentration auf den Raum**

- In eine bequeme Haltung begeben, Oberkörper aufrecht, Nacken gerade.
- An beiden Händen Zeigefinger und Daumen zusammenbringen, sodass ein Kreis entsteht, die anderen drei Finger zeigen gerade nach oben und sind aneinandergehalten.
- Die Hände etwa 60 cm vor den Kopf halten, die Kreise auf Augenhöhe.
- Den Blick auf die Hände richten und den Geist auf den offenen Raum in den beiden Kreisen konzentrieren, zuerst Stille, dann Raum, dann Rhythmus.
- Bei Müdigkeit können die Arme auf die Beine gestützt werden.
- Fortfahren, solange es angenehm ist.

Ardha candrasana – **Halbmond**

- Im Stehen die Füße fest zusammen, die großen Zehen berühren sich.
- Die Hände zusammen, Zeigefinger aneinander, die Daumen über Kreuz.
- Beide Arme nach oben nehmen, sich einatmend strecken.
- Den Oberkörper nach rechts beugen, beide Arme gleichermaßen gestreckt.
- Der Kopf ist locker, die Gesichtsmuskulatur gelöst.
- Ausatmend noch tiefer nach rechts dehnen.
- Zurück zur Mitte.
- Wechsel zur anderen Seite.

Ardha matsyendrasana – **halber Drehsitz**

- Sitzend das linke Bein so beugen, dass sich der linke Fuß neben der rechten Hüfte befindet. Das linke Knie befindet sich auf dem Boden.
- Den rechten Fuß an der Außenseite des linken Knies platzieren, rechtes Knie aufgestellt, Fuß flach am Boden, Zehen und Knie auf einer Linie.
- Den linken Arm an die Außenseite des rechten Unterschenkels nehmen, Ellbogen am Knie, die linke Hand auf dem rechten Fuß.
- Den rechten Arm hinter den Rücken.
- Den Atem fließen lassen.
- Wechsel zur anderen Seite.

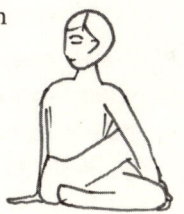

Ashvini mudra – **Siegel des Pferdes**

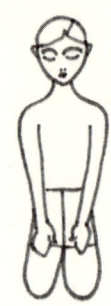

- In den Fersensitz begeben, einatmen und die Luft anhalten.
- Die Beckenbodenmuskeln anspannen, dabei die Luft anhalten, die Muskeln wieder entspannen, wieder anspannen, wieder entspannen, dann ausatmen.
- Wenige Sekunden normal atmen, dann noch dreimal wiederholen.

Bhadrasana – **Schmetterling**

- Sitzend die Fußsohlen vor dem Körper zusammenbringen, die Hände um die Fußsohlen.
- Die Wirbelsäule ist aufgerichtet, Schultern nach unten, Kinn parallel zur Erde.
- Langsam in leichten Schmetterlingsbewegungen die Knie in Richtung Boden bringen.
- Nach einiger Zeit die Knie ohne Wippen in Richtung Boden bringen und halten.
- Den Atem fließen lassen.
- Die Knie wieder lösen, Beine nach vorn strecken.

Bhujangasana – **Kobra**

- Auf den Bauch legen.
- Die Fersen und Füße zusammen, die Hände parallel zu den Schultern, die Ellbogen dicht an den Körper, die Leisten in die Erde.

- Den Oberkörper abheben, Druck auf die Hände geben, nicht höher als bis zum Bauchnabel aufrichten, den Atem fließen lassen, Blick auf die Erde gerichtet.
- Langsam wieder sinken lassen.
- In Bauchlage entspannen, den Kopf auf den verschränkten Unterarmen ruhen lassen.

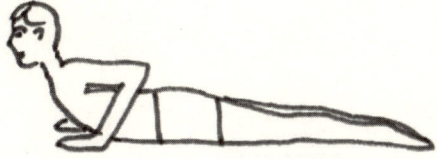

Dandasana mit *namaste* – **Stock mit** *namaste*
Vorbereitungsübung für die Vorwärtsbeuge.
- Im Sitzen beide Beine gerade nach vorn strecken, die Füße berühren sich.
- Wirbelsäule aufgerichtet, beide Hände vor dem Körper aneinandergelegt in der Grußhaltung *namaste*.
- Schultern nach unten, der Nacken ist lang, die Augen sind geschlossen, die Gesichtsmuskulatur ist gelöst, der Atem fließt.

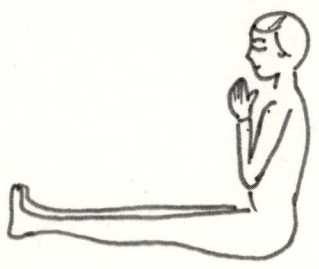

Die Erde umarmen

- Auf dem Bauch liegen, kann auch unterpolstert sein.
- Die Arme T-förmig zur Seite nehmen, Kopf auf die Seite legen, Beine beckenweit auseinander.
- Schmerzen, Sorgen und Ängste an die Erde abgeben, die Erde umarmen und sich ihr anvertrauen.

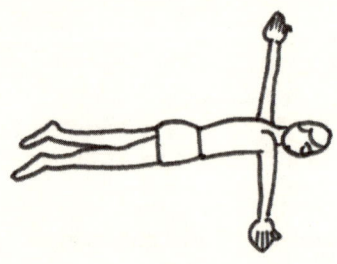

Garbhasana – **Stellung des Kindes**

- Mit den Knien auf die Erde sinken, den Kopf nach unten.
- Arme bis zu den Ellbogen am Boden, Hände an den Fersen.
- Schultern entspannen, Sitzhöcker und Fersen sind miteinander verbunden.

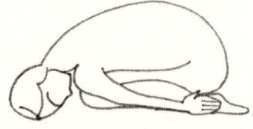

Gomukhasana – **Kuhgesicht**

- Sitzend das linke Bein beugen, sodass das linke Knie auf dem Boden liegt und die Ferse die rechte Hüfte berührt. Das rechte Bein über das linke Bein legen und beugen, das rechte Knie ist oberhalb des linken Knies, die rechte Ferse berührt die linke Hüfte.
- Den rechten Oberarm gerade hochhalten, den Ellbogen vollständig beugen und die Finger dieser Hand im Rücken nach unten strecken.
- Den Oberarm des linken Armes gerade nach unten halten, den Unterarm auf den Rücken legen, die Finger in Richtung der rechten Hand strecken.
- Versuchen, dass sich die Fingerspitzen beider Hände berühren.
- Wenn möglich, die Hände umgreifen und halten.
- Den Atem fließen lassen.
- Wechsel zur anderen Seite.

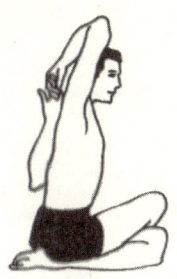

Jana mudra – **Siegel der Erkenntnis**

- Daumen und Zeigefinger beider Hände jeweils zusammenführen, sodass ein Kreis entsteht.
  Die Hände auf die Knie legen, wenn man in *sukhasana* ist.
- Die Augen sind geschlossen, der Atem fließt im eigenen Rhythmus.

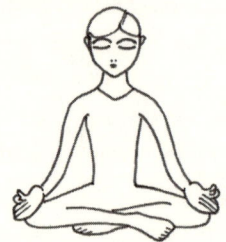

Natarajasana – **Tanz des Shiva**

- Aufrecht stehen, das rechte Bein nach hinten beugen, mit der rechten Hand den rechten Knöchel umfassen.
- Den linken Arm nach oben ziehen, die Handfläche zeigt nach vorn.
- Halten.
- Wechsel zur anderen Seite.

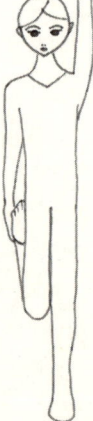

Parighasana – **Tor**

- In den Kniestand gehen, die Arme locker an den Seiten, Schultern entspannt.
- Das linke Bein zur Seite nehmen, Fuß zeigt nach vorn, Fußsohle fest am Boden verwurzelt.
- Die linke Hand liegt leicht auf dem linken Bein.
- Den rechten Arm nach oben nehmen, die Handfläche zeigt nach innen.
- Den rechten Arm kraftvoll nach oben ziehen, einatmend und ausatmend den rechten Arm nach links dehnen.
- Die Augen geschlossen, sich vom Atem tragen lassen.

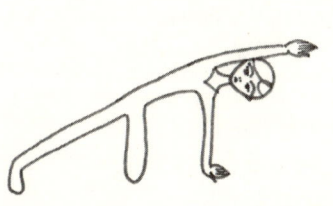 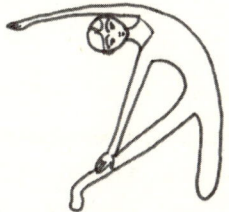

- Den rechten Arm wieder nach oben führen, die Handfläche nach außen drehen und den Arm nach unten bringen, die Hand neben dem rechten Knie aufsetzen.
- Die Finger auseinander, wobei die Hand flach am Boden liegt, den linken Arm nach oben, auf die Handfläche der linken Hand schauen.
- Den linken Arm über den Kopf bringen, Handfläche nach unten.

- Auf die Handfläche der linken Hand schauen, Kopf ist locker, Gesichtsmuskulatur gelöst.
- Den linken Arm wieder nach oben bringen.
- Mit Hilfe der Kraft des rechten Armes in den Kniestand kommen. Arme und Schultern entspannen.
- Die rechte mit der linken Seite vergleichen.
- Wechsel zur anderen Seite.

Parvatasana – Berg
- In sukhasana sitzen.
- Die Arme nach oben führen, die Handflächen über dem Kopf zusammenbringen.
- Nach oben strecken, die Wirbelsäule gerade, die Schultern entspannt.
- Halten und den Atem fließen lassen.
- Langsam die Arme wieder sinken lassen.

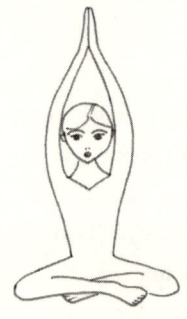

Paschimottanasana – **Vorwärtsbeuge mit dem Rücken nach Westen**

- Füße zusammen, Knie zusammen.
- Beide Arme nach oben bringen, die Handflächen sind einander gegenüber.
- Mit aufrechter Wirbelsäule den Oberkörper langsam nach vorn beugen.
- Mit den Händen die großen Zehen umfassen oder die Hände auf die Unterschenkel legen.
- Die Schultern nach unten, Gesichtsmuskulatur entspannt.
- Weiter hineinsinken in die Haltung, den Atem fließen lassen.
- Langsam den Oberkörper wieder nach oben bringen.
- Mit gerader Wirbelsäule, Hände auf den Knien, Augen geschlossen, die Ruhe im eigenen Inneren erfahren.

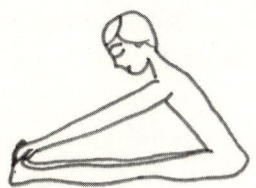

Pavanmuktasana – **Winderleichterungshaltung**

- Flach auf dem Rücken liegen.
- Ausatmen und das linke Bein etwa 10 cm vom Boden abheben.
- Das Bein an den Oberkörper heranziehen, die Hände um die Knie.
- Den Atem anhalten, einatmen, das Bein wieder 10 cm über den Boden nehmen, dann das Bein sinken lassen.

- Mit dem anderen Bein genauso verfahren.
- Mit beiden Beinen zur Mitte kommen.

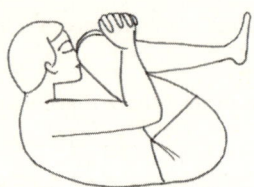

Prasarita padottanasana – **Vorwärtsbeuge mit gegrätschten Beinen**

- Im Stehen die Beine weit auseinandernehmen, Füße zeigen nach vorn.
- Aus dem Becken heraus den Oberkörper nach vorn und unten bringen.
- Die Hände greifen die Unterschenkel, Arme sind dabei weit ausgebreitet, Schultern locker.
- Halten.
- Langsam mit dem Oberkörper wieder nach oben kommen.

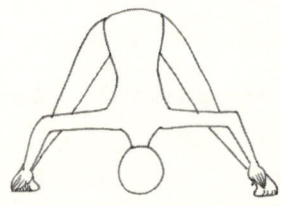

Sharvangasana – **Schulterstand**

- Auf dem Rücken liegen mit aufgestellten Beinen.
- Beide Beine nach oben nehmen und strecken, die Hände an der Lendenwirbelsäule abstützen.
- Kinn zur Brust.
- Den Atem fließen lassen.
- Halten.
- Langsam die Beine wieder nach unten sinken lassen und aufstellen.
- Die Knie zum Körper heranziehen, Hände um die Knie und entspannen.

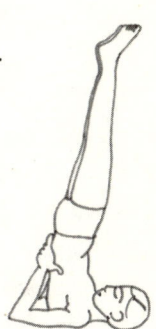

Shashaṇgasana – **Hase**

- Wie in garbhasana, dann die Hände hinter dem Rücken verschränken.
- Die Arme nach vorn bringen über den Kopf und dabei das Becken anheben.
- Halten, dann langsam wieder die Arme und das Becken zurückführen.

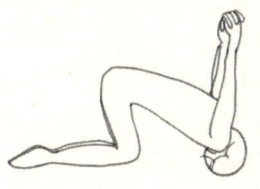

Shavasana – **Totenstellung**

- In der Rückenlage die Beine ausgleiten lassen, Füße auseinander.
- Die Arme liegen neben dem Körper, Handflächen zeigen nach oben.
- Die Augen sind geschlossen.
- Die Füße nach außen sinken lassen.
- Die Knie werden schwer.
- Die Hüften werden schwer.
  Der Bauch wird schwer.
- Die Schultern sinken lassen.
- Die Ellbogen sinken lassen.
- Die Hände werden schwer.
- Die Lippen entspannen.
- Die Kiefermuskeln lösen.
- Die Nase entspannen.
- Die Augen entspannen.
- Die Stirn entspannen.
- Der Körper ist zur Ruhe gekommen, auch der Geist ist ruhig geworden. Dies ist ein wunderbarer Augenblick, um sich mit dem Frieden, der Wahrheit und dem Licht im Inneren zu verbinden.
- Nach ca. zehn Minuten die Finger und die Zehen bewegen, sich dehnen und strecken, von einer Seite zur anderen rollen.
- Auf der rechten Seite nachspüren.
- Nach oben kommen in *sukhasana*.

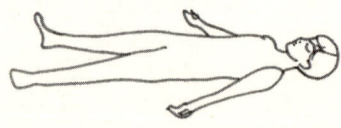

Shivalinga mudra – Siegel des Shiva

- In *sukhasana* sitzen, die linke Hand unter dem Bauchnabel, Handfläche geöffnet.
- Die Faust der rechten Hand ruht in der Handfläche der linken Hand, Daumen zeigt nach oben.
- Die Augen sind geschlossen, der Atem fließt im eigenen Rhythmus.
- Wechsel der Hände.

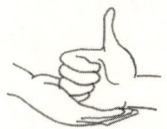

Sphinx

- Auf den Bauch legen, die Beine hüftweit auseinander, die Arme in der Haltung einer Sphinx, Ober- und Unterarme im 90-Grad-Winkel, Unterarme parallel zueinander.
- Die Leisten in den Boden pressen.
- Die Schultern nach oben hinten.
- Die Finger weit gespreizt, Blick auf die Finger gerichtet, atmen.
- Langsam und mit Bewusstsein wieder auf die Erde kommen.
- Entspannen in *makarasana*, Bauchlage mit verschränkten Armen.

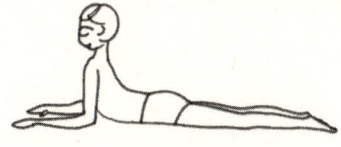

Sthitaprarthanasana – **stehende Gebetshaltung**

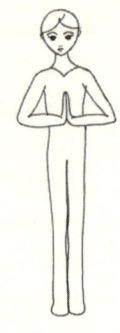

- Aufrecht stehen, die Füße zusammen.
- Die Hände vor dem Körper falten in *namaste*.
- Ellbogen und Schultern entspannt, der Unterleib flach.
- Die Augen schließen, gerade stehen bleiben.
- Im eigenen Rhythmus atmen.

Sukhasana – **Glücksstellung**

- In den Schneidersitz setzen, die Hände auf die Knie, Augen geschlossen.
- Den Kontakt der Sitzhöcker mit der Erde erspüren.
- Darauf achten, dass beide Sitzhöcker gleich stark belastet sind.
- Den Bauchnabel leicht einziehen.
- Die Balance des Beckens spüren.
- Die Wirbelsäule von unten nach oben aufrichten.
- Die Schultern nach hinten unten nehmen.
- Gesichtsmuskulatur entspannt, die Zunge am Gaumen.
- Die Kiefermuskulatur gelöst.
- Kinn parallel zum Boden.
- Der Atem fließt wie eine Welle.
- Die Hände vor dem Körper falten und die Verbindung zum Herzen spüren.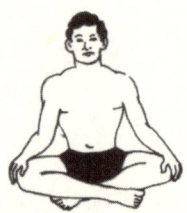
- Die Hände wieder auf die Knie legen und nachspüren.

Surya namaskar – kleines Sonnengebet

- In den Fersensitz begeben, Handflächen in namaste aneinanderlegen, Augen geschlossen.
- Einatmend die Arme nach hinten nehmen, ausatmend mit dem Oberkörper nach vorn und unten kommen, die Hände am Boden, der Kopf zwischen den Armen.
- Einatmend in den Vierfüßlerstand kommen, die Finger weit gespreizt, Hände unter den Schultern, Knie unter den Hüften, ausatmend in den nach unten blickenden Hund.
- Einatmend in den Vierfüßlerstand, ausatmend nach hinten auf die Fersen kommen, Oberkörper sinken lassen, die Hände am Boden, Kopf zwischen den Armen.
- Den Bauchnabel einziehen und einatmend mit aufrechter Wirbelsäule nach oben kommen, Arme nach oben, Hände aneinandergelegt, ausatmend die Hände wieder vor den Körper in namaste bringen.
- Die Augen schließen, die Sonne ins Herz lassen.

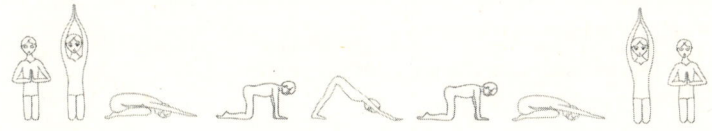

Tadasana – aufrechter Stand

- Die Füße sind hüftweit auseinander und parallel zueinander.
- Auf die vier Verbindungspunkte am Boden achten (große Zehe, kleine Zehe, zwei Punkte an den Fersen).

- Darauf achten, dass das Gewicht des Körpers gleichmäßig auf die Fußsohlen verteilt ist.
- Die Augen schließen, die Arme hängen neben dem Körper.
- Sich die unsichtbare Verbindung von den Fersen zu den Kniekehlen und von den Sitzhöckern zu den Schultern vorstellen.
- Das Steißbein nach innen unten, den Bauch nach innen oben bringen.
- Die Schultern nach hinten unten.
- Die Gesichtsmuskulatur gelöst, die Kiefermuskulatur gelöst, die Zunge am Gaumen.
- Die Finger nach unten zur Erde ziehen.
- Den Scheitel in Richtung Himmel.
- Der Atem fließt wie ein Welle.

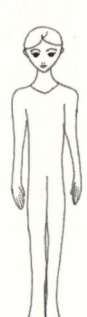

Uttanasana – **Hand-zum-Fuß-Stellung**
- Aufrecht stehen, die Füße zusammen.
- Die Arme nach oben über den Kopf nehmen, etwas zurückdehnen, die Knie gestreckt.
- Langsam nach vorn beugen, mit den Händen die Knöchel umfassen, während der Kopf nach unten hängt (Knie weiterhin gestreckt).
- Halten und den Atem fließen lassen.
- Langsam wieder nach oben kommen.

Vajrasana – **Fersensitz**

- Auf (genauer: zwischen) den Fersen sitzen, Knie und Zehen zusammen, die Fersen sind nach außen geklappt.
- Der Körper ist aufrecht, die Augen sind geschlossen, Hände ruhen auf den Oberschenkeln.
- Den Atem beobachten.
- Die Ruhe im eigenen Selbst wahrnehmen.

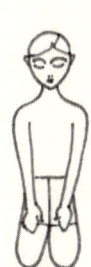

Vakrasana – **Drehstellung**

- Die Beine im Sitzen beckenweit auseinander, Füße parallel.
- Die Arme auf Schulterhöhe, parallel zum Boden, die Handflächen nach unten.
- Den Oberkörper und die Arme von der Taille aufwärts nach rechts drehen, die Arme bleiben die ganze Zeit parallel, Blick auf den Mittelfinger der äußeren Hand.
- Halten und im eigenen Rhythmus atmen.
- Langsam zurück zur Mitte drehen, dann nach links.
- Wieder zurück zur Mitte kommen, Arme nach unten nehmen.

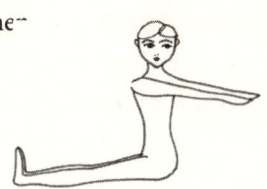

Viparita karani – **umgekehrter See**

- Auf dem Rücken liegen, die Arme liegen neben dem Körper.
- Die Beine nach oben bringen, strecken und halten.
- Schultern, Nacken, Gesichtsmuskeln sind entspannt.

- Die Übung kann auch an der Wand durchgeführt werden und dann für zehn Minuten gehalten werden.
- Langsam die Beine wieder sinken lassen.

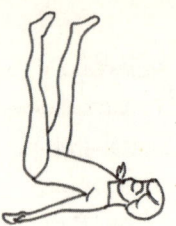

Virabhadrasana – **Krieger**

- Stehend die Beine weit grätschen.
- Der rechte Fuß zeigt zur Seite, der linke Fuß ist etwa 45 Grad nach innen gedreht.
- Gewicht ist auf beide Beine gleichermaßen verteilt.
- Das rechte Bein anbeugen, sodass Ober- und Unterschenkel in einem 90-Grad-Winkel stehen, rechtes Knie und rechter großer Zeh auf einer Linie.
- Linkes Bein ist gestreckt.
- Beide Arme seitlich ausstrecken, die Handflächen zeigen nach oben, die Schultern bleiben entspannt.
- Auf die Handfläche der rechten Hand schauen mit dem Gedanken: Alles, was du anfängst, wird dir auch gelingen.

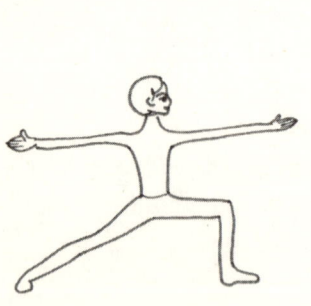
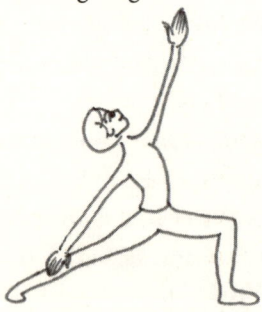

- Dann den linken Arm ans linke Bein bringen, ohne sich abzustützen, den rechten Arm nach oben in Richtung Decke.
- Mit dem linken Arm kraftvoll zur Erde ziehen, mit dem rechten Arm kraftvoll zum Himmel, Blick auf die Handfläche der rechten Hand gerichtet.
- Den rechten Arm wieder sinken lassen, das rechte Bein strecken.
- Wechsel zur anderen Seite.

Vrikshasana – Baum
- Die Füße stehen zusammen.
- Die Zehen des rechten Fußes spreizen und den rechten Fuß fest auf der Erde spüren.
- Den linken Fuß an die Innenseite des rechten Oberschenkels legen.
- Die Handflächen in namaste vor dem Körper aneinanderlegen.
- Bei festem Stand die Arme gestreckt nach oben nehmen.
- Die Schultern sind entspannt, die Gesichtsmuskulatur ist entspannt.
- Halten, die Verbindung von Himmel und Erde erspüren.
- Mit Achtsamkeit die Arme wieder nach unten bringen.
- Dann das linke Bein herunternehmen.
- Wechsel der Seiten.

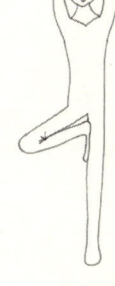

Yoga mudra – Siegel des Yoga

- In *sukhasana* sitzen.
- Das rechte Handgelenk mit der linken Hand hinter dem Rücken festhalten.
- Aufrecht sitzen, die Schultern nach hinten.
- Während des Ausatmens den Oberkörper nach links drehen und dann nach unten beugen, mit dem Kopf zum linken Knie.
- Verweilen.
- Während des Einatmens wieder nach oben kommen, die Schultern zurücknehmen.
- Zur rechten Seite wiederholen.
- Dann noch einmal den Oberkörper in derselben Weise in der Mitte nach vorn beugen und sich wieder aufrichten.

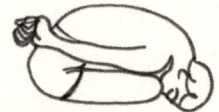

Yoni mudra – Siegel der Quelle

- In *sukhasana* sitzen.
- Die Hände über das Gesicht legen und die Augen schließen.
- Sanft die Ohren mit den Daumen schließen, den Zeigefinger auf die Augenlider legen, die Mittelfinger an die Außenseite der Nasenlöcher, die Ringfinger auf die Oberlippe und die kleinen Finger auf die Unterlippe. Nicht fest drücken.
- So bleiben für 5 bis 15 Minuten.
- Versuchen, nach innen zu gehen.

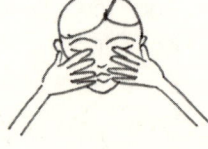

Pranayamas in alphabetischer Reihenfolge

Anuloma viloma **– Wechselatmung**

- In einer Meditationshaltung sitzen.
- Das linke Nasenloch mit dem kleinen Finger der rechten Hand schließen und ausatmen.
- Beide Nasenlöcher mit dem Daumen und dem kleinen Finger schließen, den Atem anhalten.
- Zum linken Nasenloch einatmen, während das rechte Nasenloch geschlossen bleibt.
- Den Atem anhalten, während beide Nasenlöcher geschlossen bleiben, dann durch das rechte Nasenloch ausatmen.
- Diesen Prozess wiederholen.
- Mit dem Schließen des rechten Nasenlochs beenden.

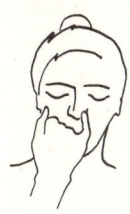

Man sollte immer wissen, durch welches Nasenloch
man gerade ein- und ausatmet.

Dr. Jayadeva Yogendra

Brahmari – Bienenatmung

- In *sukhasana* sitzen.
- Einatmen und beim Ausatmen in der Kehle den Summton einer Biene oder Hummel erzeugen.
- Nachspüren mit geschlossenen Augen und sich den Bienenton vorstellen.

Candra bhedana – Mondatmung

- In *sukhasana* sitzen.
- Mit dem rechten Daumen das rechte Nasenloch zuhalten.
- Tief durch das linke Nasenloch ein- und ausatmen, eine Zeit lang üben.

Shitali – kühlende Atmung

- In *sukhasana* sitzen.
- Die Zunge nun zu einer Röhre formen, sodass sie ein wenig über die Lippen hinausreicht.
- Den Atem durch die Röhre in den Körper einziehen.
- Den Atem anhalten und dann durch beide Nasenlöcher wieder ausatmen.
- Mehrmals wiederholen.

Surya bhedana – **Sonnenatmung**

- In *sukhasana* sitzen.
- Mit dem Ringfinger der rechten Hand das linke Nasenloch schließen.
- Durch das rechte Nasenloch langsam einatmen.
- Das rechte Nasenloch mit dem rechten Daumen schließen.
- Das Kinn zur Brust nehmen und einen Moment den Atem anhalten.
- Den Kopf wieder heben und durch beide Nasenlöcher ausatmen.
- Mehrmals wiederholen.

Ujjayi-**Atmung – siegreiche Atmung**

- In *sukhasana* sitzen.
- Einatmen und beim Ausatmen den Atem durch die Kehle ziehen mit einem bestimmten Laut, der wie der Laut einer Muschel klingt, die man an das Ohr hält, oder wie Wellen.
- Dann wieder durch die Nase einatmen.
- Mehrmals wiederholen.

Yogendra pranayama I

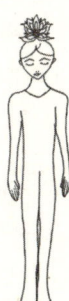

- Aufrecht stehen, die Füße mit einem Fuß Abstand, Arme entspannt an den Seiten.
- Langsam vier Sekunden einatmen und sofort wieder vier Sekunden ausatmen.
- Allmählich steigern: je fünf Sekunden, je sechs Sekunden ...

Yogendra pranayama II

- Aufrecht stehen oder sitzen.
- Die Hände auf die Rippen legen, Daumen auf dem Rücken.
- Zwei Sekunden einatmen, sodass sich die Zwischenrippenmuskeln ausdehnen.
- Ausatmen, zwei Sekunden.
- Nicht die Zwerchfell- und Schlüsselbeinatmung nutzen.
- Auf den unteren Teil der Rippen konzentrieren, wenn man spürt, wie sich die Lungen dehnen.
- Mit einer Zahl von zwei Sekunden starten und sich auf acht Sekunden steigern.

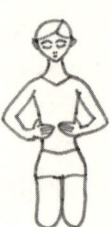

Yogendra pranayama III

- Aufrecht stehen oder sitzen. Die Finger oberhalb des Schlüsselbeins legen.
- Einatmend die Schultern etwas nach oben und zurücknehmen.
- Beim Einatmen nur die Schlüsselbeinmuskeln benutzen, die Zwischenrippen- und Unterleibsmuskeln unbewegt lassen.
- Ausatmend die Schultern nach vorn und unten bringen.
- Mehrmals wiederholen.

Yogendra pranayama IV

- Auf dem Rücken liegen, die Beine aufgestellt, die Füße zusammen. Sie befinden sich nah am Körper.
- Die Hände auf den Bauch legen.

- Einatmend hebt sich der Bauch, ausatmend senkt er sich.
- Diesen Prozess beobachten, ohne ihn zu werten.

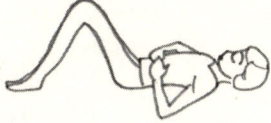

Yogische Tiefenatmung
- Sitzen, stehen oder liegen.
- Von unten her tief in die Lunge einatmen, den Atem über das Zwerchfell nach oben bis zum Schlüsselbein einziehen und dann ganz langsam wieder von oben nach unten ausatmen.

Kriyas in alphabetischer Reihenfolge

Gandusha – Ölziehen
- Einen Esslöffel Sesamöl oder Sonnenblumenöl in den Mund geben.
- 15 Minuten – oder die schnelle Version: 3 Minuten – im Mund hin- und herschieben.
- Das Öl wieder ausspucken und den Mund ein paar Mal mit Wasser reinigen.
- Das Öl keinesfalls herunterschlucken.

Jalneti – Nasenspülung
- Lauwarmes gefiltertes Wasser mit ein wenig Salz vermischen, sodass das Wasser in etwa wie die Tränenflüssigkeit schmeckt.
- Die linke Hand zu einer kleinen Schale formen, das Wasser hineingeben und durch das linke Nasenloch einsaugen, während das rechte Nasenloch mit dem rechten Daumen verschlossen wird.
- Durch die Kehle fließen lassen und wieder ausspucken.
- Das verbleibende Wasser – ähnlich wie ein Elefant – wieder aus dem linken Nasenloch heraussprühen.

- Nun das andere Nasenloch ebenso spülen.
- Danach die Gesichtsmassage *kapalarandhra* dhauti durchführen.
- Sich für die nächsten zwei Stunden nicht hinlegen.
- Einmal am Tag genügt, *jalneti* kann aber auch zweimal am Tag durchgeführt werden.

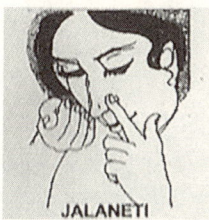

Jivha shodhanam – Zungenreinigung
- Mit einem Zungenreiniger aus Metall oder Silber morgens nach dem Aufstehen die Zunge von hinten nach vorne abschaben.
- Die Ablagerungen immer wieder mit Wasser vom Zungenreiniger entfernen.
- Sieben- bis vierzehnmal durchführen, bis nichts mehr auf der Zunge zu finden ist.
- Kann auch noch einmal am Abend gemacht werden.

Kapalarandhra dhauti – Gesichtsmassage
- Am besten nach *jalneti* durchführen.
- Mit Zeige- und Mittelfinger der beiden Hände die Nebenhöhlen über den Augenbrauen und unterhalb des Auges mehrfach von innen nach außen ausstreichen.
- Mit den beiden Fingern vor den Ohren kreisförmig massieren.

- Mit beiden Händen den Hals von unten nach oben ausstreichen.

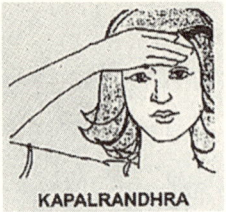

KAPALRANDHRA

Karnarandhra dhauti – Ohrenreinigung

- Die Nägel der kleinen Finger müssen dazu gekürzt sein.
- Während des Duschens die beiden kleinen Finger in die Ohren einführen und die Finger drehen. Das ist schonender als Wattestäbchen.

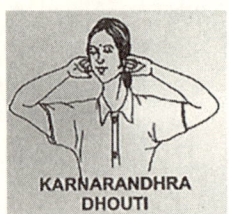

KARNARANDHRA
DHOUTI

Nasya – Nasenbehandlung

- Anwendung einiger Tropfen eines ayurvedischen Nasenöls im Anschluss an die Nasenspülung.
- Vor der Anwendung werden zuerst die Hände fest aneinander gerieben und auf das Gesicht gelegt, dann träufelt man zwei bis vier Tropfen Öl in die Nase.

Nauli – **Bauchnabelübung**

- Im Stehen die Knie leicht beugen.
- Ausatmend Hände auf die Knie legen, Oberkörper bleibt gerade.
- Das Gewicht über die Arme auf die Knie verlagern.
- Den Bauch so lange wie möglich einziehen.
- Wieder locker lassen und einatmen.
- Ein paar Mal wiederholen.

Netra dhauti – **yogische Augenwäsche**

- Ursprünglich wurde mit der Hand mehrfach Wasser in die Augen gespritzt. Heute gibt es Augenwännchen, in denen man die Augen baden kann. Dafür kann man Wasser verwenden, wenn möglich gefiltert oder aus der Flasche, noch besser ist Rosenwasser, welches auch bei brennenden Augen hilft.
- Einfach das Auge hineinhalten, die Augen öffnen und ein wenig blinzeln, dann das andere Auge baden.

Shankaprakshalana – **Darm- bzw. Muschelreinigung**

- Sollte man nicht allein ohne Anleitung üben. Daher kann hier nur ein grober Überblick gegeben werden.
- Am Vortag nur ein leichtes Mittagessen einnehmen, Abendessen ausfallen lassen.
- Eventuell am Vorabend einen Einlauf machen.
- Am nächsten Morgen ca. zehn Gläser Wasser mit Zitronensaft und Salz schnell hintereinander trinken. Salz in der Menge zugeben, dass es wie die Tränenflüssigkeit schmeckt.
- Dann *paschimottanasana*, *uttanasana*, *vajrasana* und *ardha matsyendrasana* üben.

- Zur Toilette gehen.
- Ausruhen und entspannen.
- *Kitchari* zum Mittagessen, eine Mahlzeit aus Reis und Mungdal.

Trataka – zentrale Fixierung der Augen
- Die rechte Faust etwa eine Handlänge entfernt vom Gesicht halten. Daumen steht ab.
- Konzentration auf den Nagel des rechten Daumens.
- Nun langsam die Hand in Richtung linke Schulter bewegen, der Kopf bleibt unbewegt, Blick folgt dem Daumen.
- Langsam wieder zurückkehren.
- Genauso mit der linken Faust zur anderen Seite üben.
- Danach palmieren: beide Hände aneinander reiben und über die Augen legen.

Bhavanas in alphabetischer Reihenfolge

Anitya bhavana – Haltung der Veränderlichkeit

- In den Fersensitz begeben.
- Die Augen schließen.
- Langsam vor dem geistigen Auge den Tag chronologisch in all seinen Details ablaufen lassen, also vom Morgen bis zum Zeitpunkt der Übung, so als würde man sich einen Film ansehen, ohne Wertung, nur beobachtend.
- Sich klarmachen, dass sich alles verändert: Was am Morgen war, ist nicht am Mittag, was am Mittag war, ist nicht am Abend. Warum sich also Sorgen machen, wenn sich alles stets verändert?
- Nach ca. fünf bis zehn Minuten die Augen langsam wieder öffnen.
- Siehe Text Seite 302.

Pratipaksha bhavana – Konzentration auf das Gegenteil

- Eine meditative Haltung einnehmen, wenn man ein negatives Gefühl in sich bemerkt.

- Die Augen schließen.
- Sich nun ganz stark auf das gegenteilige Gefühl konzentrieren, z. B. bei Hass auf Liebe, bei Wut auf Frieden, bei Angst auf Vertrauen etc.
- Nicht aufgeben, wenn es nicht gleich gelingt, sondern warten, bis man wirklich etwas von dem friedlicheren Gefühl in sich spüren kann.
- Siehe Text Seite 301.

Shri Yogendraji über *anitya bhavana*

»Die einfachste Übung besteht darin, passende Gedanken für eine tägliche Autosuggestion zu wählen. Diese variieren je nach philosophischem System und Yogaschule; aber da es hier um das Nichtanhaften des Geistes geht, greifen wir Reflexionen auf, welche sich mit den meisten philosophischen Richtungen vertragen und zudem mit der Lehre von Patanjali übereinstimmen. Es folgt eine intellektuelle Reflexion (*bhavana)* für anfängliche autosuggestive Zwecke. Der Schüler sollte täglich 10 bis 15 Minuten darüber meditieren, bis das Verständnis tief im Bewusstsein verwurzelt ist: *anitya bhavana.* Was am Morgen war, ist nicht am Mittag. Was am Mittag war, ist nicht in der Nacht, denn alles ist vergänglich (*anitya).* Unser Körper, welcher Ursache für allerlei menschliche Aktivität ist, ist ebenso vergänglich wie sich teilende Wolken. Alles, was uns Lust bereitet, ist vergänglich. Wohlstand ist vergänglich wie eine Welle (*kallola),* Jugendlichkeit wie ein Stück Wolle im Wind, Gelegenheiten wie flüchtige Träume. Warum sich an etwas klammern, wenn nichts von Dauer ist, alles sich wandelt?

Die Betrachtung der Vergänglichkeit *(anityata)* aller Dinge heißt *anitya bhavana*. Sie empfiehlt sich sehr für die Förderung des Nichtanhaftens und des Gleichmuts gegenüber allen Wesen. Der Schüler sollte ernsthaft über diese einfache Wahrheit nachdenken und sich selber fragen: Warum sollte ich so wahnsinnig sein und meinen Geist mit all diesen wahnsinnigen Dingen und Vergnügungen verketten? Und warum soll ich mich verschiedenen Menschen gegenüber unterschiedlich verhalten, wo doch der Körper, der sie unterscheidet, nicht von Dauer ist? Dann, wenn die Erkenntnis gewonnen ist, kann sich der angehende Schüler anderen *bhavanas* widmen.«

(Aus: Sri Yogendraji, *Anleitung zur Yoga-Meditation,*
scriptus Verlag Münchenwiler, Schweiz)

Shri Yogendraji über *pratipaksha bhavana*

Yoga besagt, dass ungute Tendenzen zu falschem Wissen führen, wenn man ihnen freien Lauf lässt. Falsches Wissen verursacht dauerhaften Kummer und Schmerz. Die meisten Praktizierenden liegen mit ihren eigenen Emotionen im Kampf. Das verhindert Fortschritt auf dem Weg des Yoga. Man muss sich seiner Emotionen klar werden, ihnen ins Gesicht schauen und eine Methode entwickeln, um dieses große Hindernis zu überwinden.

Im Yoga kennt man zwei Methoden, um mit schlimmen Gedanken und den daraus erwachsenden Emotionen umzugehen.

Sowie man bemerkt, dass man Schlechtes denkt, richtet man sein Denken auf irgend etwas, was von Interesse für einen ist. Man lenkt sich also ab. Man meditiere nicht über die Mängel und schlechten Folgen schlechter Gedanken, *vipaksha bhavana,* sondern nehme sich etwas von positivem Interesse vor.

Pratipaksha bhavana besteht darin, dass man es sich zur Gewohnheit macht, sich bei schlechten Gedanken sogleich das Gegenteil vorzustellen und darüber zu meditieren. Der Wert dieser Übung liegt nicht so sehr darin, dass man Tugendhaftes in sich weckt, sondern dass man das Potenzial, das in wiederholtem Denken von Schlechtem liegt, schwächt.

Man schwächt also perverse Emotionen wie folgt: Wenn Neid und Eifersucht einen überwältigen, dann male man sich Großzügigkeit und Toleranz aus; wenn Ärger einen blind zu machen droht, dann denke man an Zuneigung, Liebe und freundschaftliche Gefühle; wenn Gier einen verbrennt, dann male man sich aus, wie schön es ist, zufrieden und erfüllt von Seelenruhe zu sein; wenn Leidenschaft das Herz gefangen hält, dann bedenke man immer wieder den höheren göttlichen Lebenszweck.

Dieser Vorgang, verführende, provozierende oder aufwühlende Gedanken zu schwächen, indem man sich auf entgegengesetzte positive Gedanken richtet, muss so lange geübt und wiederholt werden, bis er sich auf der unterbewussten Ebene fortsetzt.

Außerdem kann man Folgendes üben, wenn man in Versuchung gerät, etwas zu tun, was nicht richtig für einen ist: Man stelle sich vor, dass man der Versuchung nachgibt. Welche Konsequenzen hätte das aber? Man untersuche die genaue Ursache der Versuchung.

Man stelle sich die Vorteile vor, die es bringt, diese Art von Versuchung dauerhaft in sich zu entwurzeln, sodass man auf lange Sicht seinen Frieden hat. Man praktiziere alles, was gut für einen ist, und befolge heilsame Gewohnheiten. Seine Emotionen zu reinigen, indem man bei schlechten Tendenzen immer wieder über das positive Gegenteil meditiert, verhilft einem sehr zu einem Ziel des Yoga, nämlich, den Geist stetig und unerschütterlich zu machen.

Aus: Yoga und ganzheitliche Gesundheit, September 2011

Ayurvedische Kräuter in alphabetischer Reihenfolge

- Amla.
- Arjuna, Myrobalanenfrucht.
- Ashoka.
- Ashvagandha, Winterkirsche.
- Brahmi, Wassernabelkraut.
- Cyavanaprasha, Brei aus verschiedenen Kräutern (auch amla) für Langlebigkeit.
- Ghee, Butterschmalz.
- Guduchi.
- Guggulu, Yogarajguggulu, indische Myrrhe.
- Jaggery, Rohrohrzucker.
- Kamala, Lotos.
- Karela, Bittermelone.
- Kitchari, Reis mit Mungdal und indischen Gewürzen – ein indisches Essen, welches insbesondere im Krankheitsfall und bei Panchakarma-Kuren eingenommen wird.
- Kumari, Aloe vera.
- Neem.

- Pippali, Langer Pfeffer.
- Shatapatri , Rosa centifolia.
- Shatavari, indischer Spargel.
- Trikatu, drei scharfe Kräuter: Ingwer, echter schwarzer Pfeffer, langer Pfeffer.
- Triphala, drei Früchte.
- Tulsi, indisches Basilikum.

Ayurvedische Anwendungen in alphabetischer Reihenfolge

- Abhyanga, Selbstmassage.
- Mardana, Knettechnik.
- Marma-Massage, Massage der marma-Punkte.
- Netra tarpana, Augenbehandlung mit ghee.
- Panchakarma, umfangreiche ayurvedische Kur, in der Regel mit professioneller therapeutischer Begleitung.
- Rudraksha, getrocknete Samen aus der Frucht des rudraksha-Baumes, auch »Tränen Shivas« genannt.
- Shirodhanga, kleiner Stirnguss: Ein Tuch wird mit Öl beträufelt und für ca. zehn Minuten auf die Stirn gelegt.
- Shirodhara, Stirnguss.
- Shirobhyauga, Kopfmassage.
- Shiromardana, Kopfmassage mit Knettechnik.
- Udvartana, Stoffwechselmassage.

Tryambakam mantra

Das *tryambakam mantra* oder *mahamrityunjaya mantra* ist das große, den Tod besiegende *mantra*. Dieses *mantra*, welches aus den Veden *(rigveda und yajur veda)* stammt, ist ein *mantra,* welches besonders zur Heilung von Krankheiten und auch zur Überwindung unserer Sterblichkeit dient.

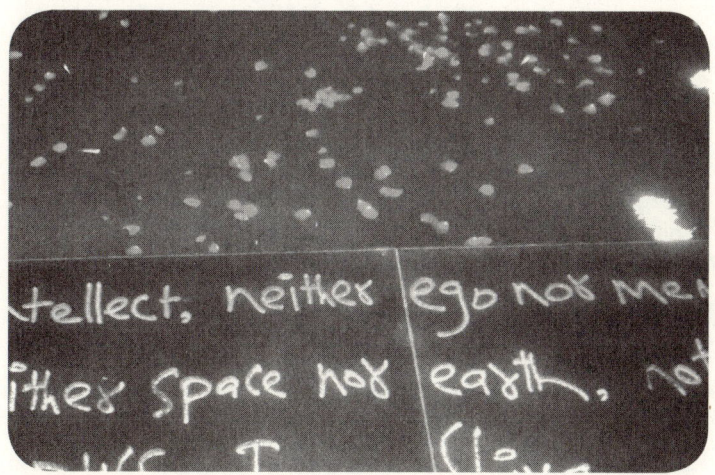

Bliss

Mantra

Om tryambakam yaja mahe
sugandhim pushti vardhanam
urvarukam iva bandhanan
mrityor mukshiya mamritat

Übersetzung

Om, wir meditieren über den dreiäugigen *Shiva,*
der wohlduftend ist und Wohlstand über alle Wesen bringt,
möge er uns vom Tode befreien und uns dazu reif machen,
zur Unsterblichkeit zu gelangen,
genau wie eine reife Gurke von der Pflanze abfällt.

Bedeutung

Es geht hier um Gott in Gestalt von *Shiva,* der drei Augen besitzt: zwei gewöhnliche, mit denen man die Dualität sieht, und ein drittes zwischen den Augenbrauen, mit dem man in die Weite sehen kann, in die Formlosigkeit, jenseits der Gegensätze, jenseits von Vergangenheit und Zukunft, mitten in die Einheit.

Zudem hat *Shiva* die Fähigkeit, alles Böse zu zerstören, manchmal sogar nur mit einem Blick aus seinem dritten Auge. Er verbrennt dann mit seinem Blick alles zu Asche, was uns noch an die materielle Ebene bindet, vor allem, wenn sein Zorn geweckt wird. Alle Anhaftungen und Bindungen sollen von uns gelöst werden, so wie eine reife Gurke von der Pflanze abfällt.

Dann entsteht in uns eine innere Reife, die den Tod überwindet und uns in die Unsterblichkeit – *amrita* – führt.

Wirkung

Selbst als unheilbar geltende Krankheiten können aus vedischer Sicht mit diesem *mantra* aufgelöst werden. Es führt zu einem langen Leben, Frieden, Gesundheit, zur Erhaltung eines von Krankheiten freien Körpers, Wohlstand und zur Befreiung aus dem Rad der Wiedergeburten, *moksha*.

Wer es ernsthaft wiederholt, kann sich verwandeln und zu einem neuen Menschen werden. Krankheiten werden nur von kurzer Dauer sein, und man soll auch vor Unglücksfällen geschützt werden. Ein *mantra* ist eine Kraft, die den Geist aus seinen Fesseln befreit.

Ausführung

Das *mantra* soll in den Morgenstunden dreimal wiederholt werden. Besonders am Geburtstag soll es sehr oft wiederholt werden – außerdem sollen die Kranken und Armen gespeist werden, damit erhofft man sich ein gutes neues Lebensjahr. Zu besonderen Anlässen soll das *mantra* 108-mal wiederholt werden. Wer sehr krank ist, sollte es ständig wiederholen. Es dient auch als Übergangs-*mantra*, wenn jemand stirbt. Wer kann, kann sich dabei Gott vorstellen, den Formlosen, der überall existiert. Man kann stattdessen auch an Licht denken oder an eine glänzende Sonne. Es ist gut, die Bedeutung im Herzen aufzunehmen: Gott ist die Seele deiner Seele.

Selbsteinfühlung nach
der Gewaltfreien Kommunikation
von Marshall B. Rosenberg

Es ist wichtig, dass man sich ein Blatt Papier nimmt und alles aufschreibt. Die Selbsteinfühlung kann einige Zeit in Anspruch nehmen. Bei schwierigen Themen kann es sein, dass man sie immer wieder machen muss, weil die Eindrücke aus der Vergangenheit sehr stark sein können.

Notiere eine Beobachtung, was ein anderer Mensch gesagt oder getan hat und was dich stört. Eine Beobachtung ist im Gegensatz zu einer eigenen Interpretation ganz objektiv, als würde man die Situation filmen.

Teile nun dein Blatt und schreibe als zweiten Schritt in die linke Spalte all deine Gedanken auf, die nun hochkommen. Notiere in der rechten Spalte all deine Gefühle, die aus diesen Gedanken entstehen. Gefühle sind alles, was man tatsächlich fühlen kann, wie Angst, Freude, Trauer, Wut etc. Alles andere zählt in der Gewaltfreien Kommunikation als Gedanken.

Schreibe in einem dritten Schritt alle Bedürfnisse auf, die dadurch unerfüllt sind. Bedürfnisse sind allgemeiner Natur, z. B. das

Bedürfnis nach Sicherheit, nach Wertschätzung, nach Nahrung, nach Liebe, nach Zugehörigkeit etc.

Schreibe nun eine positiv und konkret formulierte Bitte an dich selbst, was du tun kannst, damit es dir jetzt bald wieder besser gehen wird.

Eine Vision entwickeln

Eine Vision ist eine Vorstellung, wie man sich die Zukunft ausdenkt. Es ist wie ein sehr starker Gedanke, der eine Wirkung nach sich zieht. Es ist wichtig zu wissen, was man möchte, um es erreichen zu können.

Lege Papier und Stift bereit, denn es ist effektiver, die Vision ganz detailliert aufzuschreiben.

Setze dich bequem hin, schließe die Augen und entspanne dich. Lasse den Atem fließen.

Überlege dir nun, wo du in einem Jahr stehen möchtest, in Beziehungen, im Beruf, gesundheitlich, mit der Kreativität, spirituell usw. Alle Bereiche haben jetzt Raum.

Stelle dir dein optimales Selbst in einem Jahr vor, ohne zu zögern. Wenn Gedanken kommen wie »Das schaffe ich nie!«, »Das ist nicht realistisch!« etc., lasse sie los und gib dich deiner Fantasie und Kreativität hin. Stelle dir alles so bunt und wunderbar vor, wie du kannst.

Öffne nach ca. zehn Minuten die Augen, und schreibe deine Ergebnisse mit dem Datum versehen auf.

Auch mit einer anderen Person zusammen ist diese Übung sehr wirkungsvoll und macht zugleich sehr viel Spaß.

Lebensfluss-Übung nach Rudolf Steiner

Ein Lebensfluss ist eine Übung aus der Biografiearbeit nach Rudolf Steiner. In der Biografiearbeit geht es um Lebensrhythmen, die sich verändern und an denen man erkennen kann, in welcher Phase ein Mensch ist und welche Schwierigkeiten und Aufgaben gerade jetzt – aufgrund des Alters – auftreten können. Auch jede Krankheit hat eine Biografie, und es ist enorm sinnvoll, die Krankheit in Verbindung mit der eigenen Biografie zu sehen und dadurch (noch besser) in der Lage zu sein, deren Wurzel und Information zu erkennen.

Das eigene Leben als Fluss zu malen, auf einem sehr großen Stück Papier, kann eine wunderbar aufschlussreiche Arbeit werden. Es ist ganz einfach:

Lege ein paar schöne Stifte und ein großes Papier bereit. Male dann dein Leben auf, von deiner Geburt bis zum heutigen Tag.

Aus diesem Bild lässt sich meist sehr viel erkennen, und plötzlich versteht man, warum vieles auf eine bestimmte Weise geschehen ist. Es stimmt versöhnlich und man weiß dann, dass alles, was bisher war, genau so geschehen sollte, um einen an diesen bestimmten Punkt zu bringen. Es wäre gut, wenn du mit jemandem darüber sprechen könntest, nachdem du fertig geworden bist.

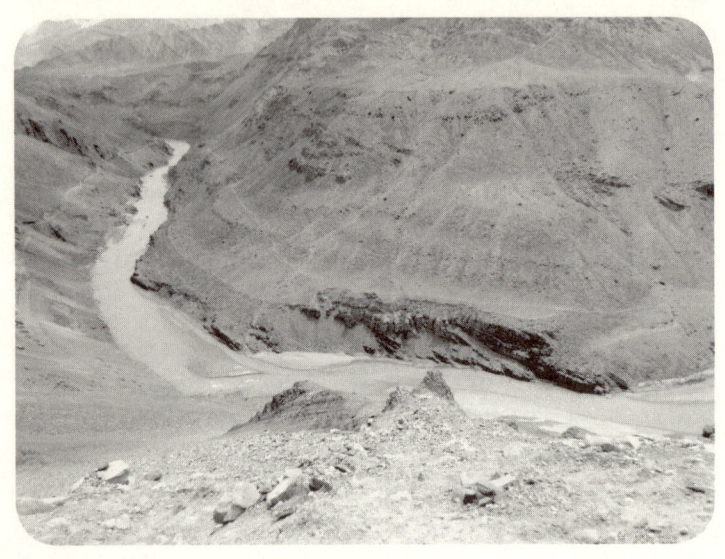

Lebensfluss

Quellen

Beerlandt, Christiane, *Der Schlüssel zur Selbstbefreiung, Enzyklopädie der Psychosomatik*, Verlag Beerlandt Publications, Belgien

Cyclopaedia Vol. 1, *Yoga, all about asanas and 100 more topics of Yoga*, The Yoga Institute, Santa Cruz, Mumbai

Cyclopaedia Vol. 3, *Stress and mental health*, The Yoga Institute, Santa Cruz, Mumbai

Dahlke, Ruediger und Detlefsen, Thorwald, *Krankheit als Weg*, C. Bertelsmann Verlag

Desikachar, T. K. V., *Über Freiheit und Meditation*, Verlag Via Nova

Hay, Louise L., *Gesundheit für Körper und Seele*, Heyne Verlag München

Harf, Anneliese, *Yogapraxis. Lebenskraft für jeden Tag*, Herderbücherei

Raichur, Pratima, *Absolute beauty*, HarperPerennial

Tiwari, Maya, *Women's power to heal through inner medicine*, Wise earth Ayurveda

Yogendra, Jayadeva, *A Collection of Editorials*, The Yoga Institute, Santacruz, Mumbai

Yogendra, Jayadeva, *Thoughts on Patanjali*, The Yoga Institute, Santacruz, Mumbai

Yogendra, Hansa Jayadeva and Desai, Armaiti Neriosang, *Yoga for back and joint disorders*, The Yoga Institute, Santacruz, Mumbai

Yogendraji, Sri, *Anleitung zur Yoga-Meditation*, scriptus-Verlag, Münchenwiler, Schweiz

Yoga und ganzheitliche Gesundheit (Yoga-Zeitschrift, herausgegeben von Hella Naura, Hamburg)

Die Sanskrit-Begriffe
in alphabetischer Reihenfolge

A
abhaya mudrā
abhyaṇga
adho mukha śvanāsana
āgni
ahiṃsa
aiśvarya
ākāśā mudrā
āma
amla
amṛta
amroli
anitya bhāvanā
anuloma viloma
aprajña apardha
ardha candrāsana
arjuna
āsana
aśvagandha
aśvīni mudrā

B
bhadrāsana
Bhagavadgīta
bhāvanā
bhujaṇgāsana
brahmamuhūrta
brahmarī
brahmi
brahmi-ghee

C
candra bhedana
cyavanaprāṣa

D
dandāsana
dinacaryā
dośa

E
ekagrata

G
ganduṣa
garbhāsana
ghee
gomukhāsana
guṇa

J
jalneti
jivha śodhanam
jñāna mudrā

K
kamala
kapālarandhra dhauti
kapha
karela
karnārandhrā dhauti
kleśa
kriyā

Dank

Mein besonderer Dank gilt meinen Eltern und Großeltern, ohne deren großen Einsatz und Einfluss ich weder hier wäre, noch diese idealen Bedingungen hätte, um meinen Lebensauftrag leben zu können. Insbesondere bin ich sehr froh, im alten Haus meiner Oma leben zu dürfen.

Mein tiefer Dank gilt meinem Yogalehrer Dr. Jayadeva Yogendra, an dessen Institut ich eine lange Zeit leben und wirken durfte. Ein wahrer Yogalehrer unterrichtet durch Schweigen. Das ist die Art und Weise, wie er mich gelehrt hat.

Danke auch an Gabriel Fritsch, Andrea Zoller, Vika Jagucanskyte, Daniela Weise sowie Reinhold Griesch.

Wirklich wunderbar war das Mitwirken von Kater Mollo, Horni, dem Eichhörnchen, den elf Goldfischen, den Vögeln und Insekten, den Bäumen und Pflanzen, der Sonne, dem Wind und ......
.... dem Einen.

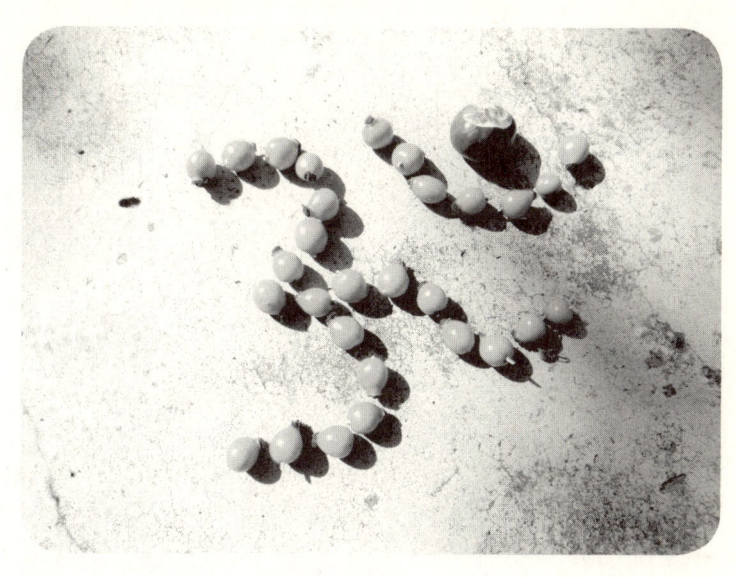

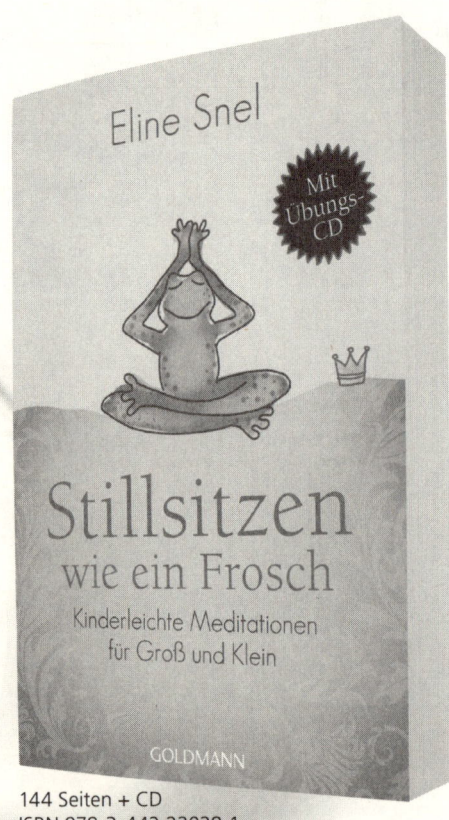